MANUEL [illegible]

[illegible]

1851

CONSERVATION DE LA SANTÉ.

MANUEL D'HYGIÈNE.

CONSERVATION

DE LA SANTE.

MANUEL D'HYGIÈNE

A l'usage de tous,

mais principalement des personnes qui ont adopté la doctrine de HAHNEMANN;

Par D. de Monestrol.

A PARIS,
CHEZ J.-B. BAILLIÈRE,
libraire de l'Académie de médecine, rue Hautefeuille, 19.

En Province,
CHEZ LES PRINCIPAUX LIBRAIRES.

1851.

Lille. Imp. de Lefebvre-Ducrocq

A Monsieur le Docteur Comte S. DES GUIDY,
Chevalier de la Légion-d'Honneur,

A Monsieur le Docteur F. PERRUSSEL.

Messieurs et très honorés Docteurs,

La gloire du savant de Meissen, ne se borne pas à une réforme, si radicale qu'elle soit, dans l'art de guérir; ses travaux et ses découvertes intéressent aussi la philosophie physiologique, et l'hygiène.

Ainsi le dynamisme vital et ses conséquences, ont renversé à jamais les idoles du matérialisme de l'ancienne école.

Ainsi la démonstration de l'union et de la solidarité de toutes les forces de notre organisme, nous conduisent à reconnaître l'union et la solidarité de toutes les forces qui composent l'humanité : L'homme est l'humanité en abrégé, *dit le sage. Dans tous les deux il suffit du trouble de la plus petite partie, pour que le corps en entier soit affecté et malade.*

Et dans cette solidarité se trouvent les prémisses de fraternité et de charité chrétienne, qui s'étendent à tous, et sans lesquelles il n'est pas de salut.

Pour l'hygiène, n'entendons nous pas chaque jour l'ancienne école attribuer des succès qu'elle ne peut nier, au régime prescrit par l'homœopathie?

Je crois donc faire une bonne action en cherchant à populariser les préceptes du maître; et c'est sous vos auspices que je place mes essais dans cette voie.

Tous ceux qui sont attachés, Monsieur le

Comte, à la mémoire de HAHNEMANN, *et qui sont pénétrés du bien que sa doctrine est destinée à produire, ne sauraient oublier que c'est vous qui avez été le premier apôtre de cette doctrine en France.*

Dans ce titre, aussi bien que dans vos qualités personnelles, se trouvent les justes motifs du tribut de vénération et de respect que chacun désire vous offrir. — Quelque modeste que soit l'hommage que je vous apporte à mon tour, vous le recevrez avec l'indulgente bonté qui vous est naturelle, car il vous est adressé du plus profond du cœur.

L'affection paternelle que vous avez pour Monsieur le docteur PERRUSSEL; *la juste estime que vous accordez à ses œuvres, et à cet ardent amour de la vérité et de la science qui le rend infatigable dans son œuvre de propagande, et dans sa pratique, m'ont fait espérer que vous me permettriez de joindre son nom à votre nom dans cette lettre.*

A tous deux c'est une expression de reconnaissance que j'adresse; à vous, Monsieur le Comte, pour avoir le premier doté notre patrie des bienfaits de l'homœopathie; à Monsieur le docteur PERRUSSEL, *pour m'avoir initié à cette science, et m'avoir guidé de ses conseils, et de son expérience dans mes études et mes premiers pas.*

Puisse votre bienveillant intérêt, à tous les deux, s'étendre à l'œuvre que j'ai l'honneur de vous adresser, et puissiez-vous la recevoir, Messieurs et très honorés Docteurs, comme le témoignage de mes sentiments de profond respect et de dévouement.

DE MONESTROL.

Lille, le 30 Novembre 1851.

CONSERVATION DE LA SANTÉ.

MANUEL D'HYGIÈNE.

INTRODUCTION.

Mens sana in corpore sano.

La santé, est, de tous les biens matériels, le bien le plus précieux dont l'homme puisse jouir sur la terre.

C'est le bien par excellence; puisque la santé est la condition sans laquelle on ne saurait jouir d'aucun autre bien.

La santé est à l'homme physiquement, ce que la vertu est à l'homme moralement; car les vices sont les maladies de l'âme.

Une âme exempte de vices, dans un corps

exempt d'infirmités, constituent le plus haut point de la perfection humaine, et par conséquent, de son bonheur sur la terre.

Il appartient à la religion, de prévenir et de guérir les infirmités de l'âme ; comme il est du ressort de la science médicale, de prévenir et de guérir celles du corps.

Faisant partie des sciences médicales, l'hygiène en est la branche la plus importante, et la plus étendue. Elle a pour but, de prévenir des maux, contre lesquels, plus tard, toutes les ressources de l'art ne se trouvent, malheureusement, que trop souvent impuissantes.

Tandis que les autres branches des sciences médicales, ne trouvent leur application que dans certains cas ou dans certains temps ; l'hygiène prend l'homme à son berceau, et le conduit dans tout le cours de sa vie ; réglant ses actions, réglant ses rapports avec les agents extérieurs ; et dans toutes les circonstances possibles, lui apportant les conseils nécessaires pour se mettre en garde contre le mal, et pour l'éviter.

Nous ne saurions avoir l'intention d'écrire un cours complet d'hygiène, il faudrait pour cela plusieurs volumes; et ceux auxquels cet ouvrage est destiné, ceux auxquels les premiers éléments de cette science sont les plus utiles, ne les liraient pas: Nous voulons seulement en rassembler, et en exposer le plus succinctement possible, les principes élémentaires les plus usuels.

C'est ainsi que nous avons voulu mettre sous les yeux de la mère de famille, puisque c'est elle qui préside au bonheur intime de l'homme, au bonheur de son intérieur; puisque c'est elle à qui Dieu livre dès leur naissance, corps et âme, les créatures faites à son image, les notions qui peuvent lui venir en aide dans la tâche qu'elle doit remplir.

C'est pour elle surtout, qu'a été tracé le cadre de ce livre.

Les soins généraux d'habitation, d'alimentation, de vêtements, etc, dont traite la première partie, ne sont-ils pas, principalement de son domaine?

Et si dans la seconde partie, il est traité des préceptes particuliers applicables aux différentes époques de la vie : — Enfants, hommes faits, ou vieillards, la sollicitude qui nous entoure en tout temps, ne vient-elle pas de la même source?......

Cependant, nous avons fait en sorte que ce manuel puisse servir à tous, sans aucune distinction, *même sous le rapport de la doctrine médicale.* Et si nous nous sommes montrés sévères au sujet de l'emploi de certains condiments dans l'alimentation; ou de certains parfums, cosmétiques, etc., dans les soins de toilette. Ce n'est pas, seulement, parceque la doctrine de HAHNEMANN, dont nous tenons à honneur d'être l'un des disciples, les proscrit, mais bien parce que les saines lois de l'hygiène sont d'accord avec l'Homœopathie pour en condamner l'usage.

Quant à l'ordre que nous avons suivi dans ce manuel, n'ayant à nous préoccuper d'aucune classification scientifique, nous avons choisi celui qui nous a semblé le plus simple et le plus facile.

Dans la première partie se trouvent, les préceptes généraux qui s'adressent à tous, sans distinction d'âge, de sexe ou de condition. Dans la seconde, beaucoup moins étendue, sont quelques préceptes particuliers, divisés par groupes, selon les âges; enfance, adolescence, jeunesse, âge mur et vieillesse.

Il n'est personne qui ne reconnaisse l'importance de l'hygiène : cependant ainsi que le dit le docteur *Buchan* : « Telle est la faiblesse » ou la folie des gens du monde; tel est le » manque de prévision, même chez ceux qui » devraient être les plus sages, qu'il n'est rien » de plus commun que de rencontrer de mal» heureux êtres, réduits au plus misérable » état par suite d'affections nerveuses ou » autres, qui courent les bains, qui montent » à cheval, qui promènent ou se traînent, qui » s'astreignent au plus sévère régime, qui font » en un mot tout ce qu'il est possible de faire » pour recouvrer leur santé perdue; et qui » cependant auraient, selon toute probabilité, » méprisé ou du moins négligé, la plus simple, » la plus aisée de ces pratiques, si on les leur » avait recommandées comme mesure de pré» caution pour conserver leur santé alors » florissante. »

Toutefois nous répèterons, que quelque convaincus que nous soyons de l'influence considérable que les soins donnés à la conservation de la santé du corps, doivent avoir sur le bonheur de l'homme, nous ne pouvons oublier que les soins donnés à la conservation de la santé de l'âme ont une influence bien plus grande encore ; et que pour être heureux, il faut aussi bien, et plutôt, être exempt de vices, que d'infirmités.

PREMIÈRE PARTIE.

CHAPITRE I.er

HABITATION.

Les modifications qui doivent nécessairement résulter de l'action d'une influence quelconque, lorsque cette influence s'exerce presque sans interruption, nous justifient d'avoir donné, dans ce manuel, la première place aux préceptes sur l'habitation ; d'autant que ce sont précisément les êtres les plus impressionnables et les plus accessibles à ces influences, qui s'y trouvent le plus exposés. Les affections scrofuleuses et rachitiques des enfants, ne sont souvent causées ou entretenues que par leur séjour dans une habitation sans air et sans lumière.—Les douleurs de rhumatismes et mille indispositions auxquelles les femmes sont sujettes, ne sont dues trop souvent encore qu'au froid et à l'humidité de leur demeure.

Parmi les personnes à qui ce livre est destiné, il en est qui ne peuvent absolument choisir leur habitation; mais il en est bien peu qui ne puissent, avec quelques soins, atténuer les inconvénients auxquels elles ne peuvent complètement se soustraire.

Les habitations les plus favorables à la conservation de la santé, sont celles qui, situées dans un lieu sec, un peu élevé, sont baignées d'un air pur, vif, circulant librement. Le voisinage d'une eau courante et de quelques arbres, contribuent beaucoup à la salubrité de l'atmosphère ; l'eau, en entretenant un courant d'air continuel ; les arbres, par l'oxigène que leur feuillage expire pendant le jour, et aussi par la part qu'ils prennent à la ventilation.

Ces conditions ne se rencontrent guère qu'à la campagne.

A la ville, on ne peut pas toujours choisir; alors il faut veiller du moins à ce que les appartements soient bien aérés et bien éclairés; l'absence de la lumière étant une cause d'étiolement, aussi bien pour les individus que pour les plantes. Il faudra que les cours, allées, avenues, soient tenues bien propres. On ne devra permettre qu'il soit formé dans le voisinage aucun dépôt d'immondices ou de fumiers. Les écuries, lieux d'aisance, égoûts, seront établis le plus loin possible des pièces où l'on se tient habituellement, soit la nuit, soit le jour.

Chez les personnes aisées, les parquets, les boiseries, seront cirés, époussetés tous les jours; les tapis, tentures, rideaux seront secoués, battus, brossés très-souvent.

Chez le pauvre, où les tentures sont inconnues, les murs seront blanchis une ou deux fois par an; il n'est point d'ouvrier, si peu productif que soit son travail, qui ne puisse se procurer un peu de chaux vive. Et quand une pièce a été passée au lait de chaux, quand le plancher ou le sol auront été grattés, lavés, frottés, ne fut-ce qu'avec un peu de grés ou de sable, bien essuyés ensuite, il n'est point d'habitation si modeste qu'elle soit, qui ne paraisse plus gaie, en même temps que le séjour en sera devenu plus salubre.

Les croisées seront ouvertes très-souvent, et malgré le mauvais temps, au moins une fois par jour. Il est très-important de renouveler, le plus souvent possible, l'air des appartements qu'on habite.

Les odeurs méphitiques, les exhalaisons malfaisantes ne devront point arriver à la maison d'habitation, à plus forte raison jusqu'à la chambre à coucher : on ne saurait recommander trop de soins à ce sujet. Lorsqu'on n'aura pu l'éviter momentanément, il faudra s'empresser de renouveler l'air, de l'assainir, de le purifier, soit en faisant brûler quelque chose qui donne beaucoup de flamme, comme du papier, des vrillons; soit au besoin, en faisant quelques aspersions de chlorure de soude ou de chaux.

Pour se garder des exhalaisons méphitiques, quelques personnes tombent dans un excès non moins dangereux , l'usage et l'abus des parfums. Toutes les odeurs fortes affectent , plus ou moins, mais toujours, le système nerveux, et peuvent devenir la cause de très-graves accidents.

Toutes les substances trop odorantes, devraient être bannis de l'intérieur de nos habitations; c'est surtout dans la nuit, lorsque presque toutes les ouvertures sont closes à l'air, que leur inconvénient devient manifeste; il en résulte souvent de violents maux de tête, des migraines, des syncopes, des spasmes nerveux, et même, par fois, des attaques d'épilepsie. — Les fleurs dans un appartement fermé ou dans une chambre à coucher, peuvent produire les mêmes fâcheux résultats : en outre de leurs émanations odorantes, on leur attribue la propriété d'expirer, en l'absence de la lumière, du gaz *acide carbonique*, qui n'est point respirable, et dont la présence, en trop grande quantité, dans l'atmosphère, produit l'asphyxie.

Le gaz acide carbonique se dégage en grande quantité du charbon allumé; aussi doit-on avoir grand soin de ne jamais en laisser dans un lieu fermé, où se trouvent des êtres vivants. Les substances en fermentation, le vin, la bière, en laissent dégager encore des quantités considérables, il importe d'en éviter l'influence.

Enfin, une des causes de production de ce gaz délétère, est notre respiration; c'est pourquoi l'habitation, où le séjour, d'un trop grand nombre de personnes à la fois, dans un lieu fermé, a des inconvénients aussi graves. —Chacun sait que l'air ordinaire, sans lequel nous ne pouvons vivre, est composé d'environ 79 parties d'un fluide. nommé *gaz azote*, de 21 parties d'un autre fluide nommé *gaz oxigène*, et enfin d'un atôme variable de gaz *acide carbonique*. — L'air est ainsi composée quand il est *inspiré*, c'est-à-dire, quand il entre dans notre poitrine; mais quand il en sort, quand il est *expiré*, il a cédé au sang, avec lequel il s'est trouvé en contact dans les poumons, une partie de son *oxigène*, qui a été remplacé par autant de gaz *acide carbonique*, lequel à son tour se trouve rejeté dans l'air ambiant, dont il vicie la composition; et cette viciation sera d'autant plus considérable, et d'autant plus nuisible , qu'un plus grand nombre de personnes se trouveront réunies, et que leur séjour ensemble sera plus prolongé.—Dès lors, on conçoit facilement, les causes de ces syncopes, si commune dans les salles de spectacle, de bal et de réunion nombreuse. — Et de plus, combien il est important, que le nombre de personnes qui habitent un appartement, soit proportionné à l'étendue de la pièce, et à ses moyens de ventilation.

Parmi les bons moyens de renouveler l'air des appartements, il faut compter les cheminées, toutes les fois qu'elles sont ouvertes ; dans ce cas, l'air qui entoure le foyer, devenant, à mesure qu'il s'échauffe, plus léger que celui qui l'environne, tend à s'élever par le tuyau, entraînant avec lui le gaz acide carbonique dégagé par la combustion ; il est alors remplacé, au fur et à mesure, par l'air plus froid du dehors, qui s'introduit toujours par les plus petits interstices de portes ou fenêtres dès qu'un peu de vide se produit. Mais si on ferme le tuyau de la cheminée, cet appel n'a pas lieu, l'air de l'appartement devient en même temps, et de plus en plus chaud et de plus en plus sec, plus chargé de gaz acide carbonique, et les personnes qui le respirent se trouvent exposées à un danger réel, comme ne le prouvent que trop, les ruptures d'anévrisme, les attaques d'apoplexie si souvent observées en de pareilles circonstances.

De ce qui précède, il résulte en quelques mots, qu'une saine habitation est celle qui se trouve à la fois, bien aérée, bien éclairée, exempte d'humidité, assez vaste en proportion du nombre de ses hôtes, et dans laquelle règnent souverainement l'ordre et la propreté.

CHAPITRE II.

ALIMENTATION.

On donne le nom d'aliment, à toutes les substances qui, introduites dans l'estomac, peuvent servir à nous nourrir; c'est-à-dire, à réparer les pertes faites par nos organes, et servir à l'accroissement de ces mêmes organes dans une certaine limite posée par la nature.

Toutes les molécules dont l'agrégation forme les organes des corps vivants, sont dans un état permanent et continuel de composition et de décomposition, en sorte que dans un temps plus ou moins long, nos organes se renouvellent complètement; chaque jour et à chaque instant, de nouvelles molécules étant apportées et d'autres étant reprises, soit pour être rejetées, soit pour subir un nouveau travail ou de nouvelles combinaisons.

Ce mouvement de va-et-vient s'étend à toutes les parties de l'organisme, même aux parties les plus solides, les os. — C'est au moyen de la circulation du sang que ce travail s'opère. — Tout le monde sait que nous avons deux espèces de vaisseaux qui transportent le sang : *les artères et les veines.* Dans les *artères*, le sang est rouge vif, chaud, excitant; c'est celui qui est envoyé par le cœur, après avoir subi le contact de l'air dans les poumons ; il apporte les matériaux destinés au renouvellement et à l'accroissement des organes. Dans les *veines* se trouve un sang plus noir, moins chaud ; c'est celui qui rapporte les matériaux inutiles ou qui doivent être éliminés. — Une partie de ce sang est déjà passée par les reins, une partie passera encore par le foie, subissant ainsi dans son cours une espèce de dépuration, là-bas par la séparation et la sécrétion des urines, ici par celle de la bile ; enfin, il devra passer par les poumons, où se débarrassant du gaz *acide carbonique* qu'il contient, et que la respiration rejettera au-dehors, il reprendra de nouveau les qualités nutritives et vivifiantes du sang artériel.

C'est le sang qui sert au renouvellement et à l'entretien des organes, c'est l'alimentation qui produit et renouvelle le sang.

Nous regrettons que les bornes de cet ouvrage ne nous permettent pas de donner un aperçu physiologique des fonctions nutritives ; nous verrions les substances alimentaires recevant une première préparation dans la bouche par la mastication, et leur mélange avec la salive ; ensuite, l'espèce de fermentation *vitale* qui les change, dans l'estomac, en une sorte de bouillie homogène, complètement saturée des sucs que lui fournit l'estomac lui-même ; nous verrions cette bouillie (chyme), arrivée dans la première partie du canal alimentaire, recevoir encore une nouvelle préparation, en se mélangeant avec la bile et la liqueur qui vient d'un autre organe, qu'on nomme le *pancréas* ; et comment alors des vaisseaux particuliers pompent dans cette masse et portent dans le sang les sucs (chyle), qui doivent servir à le renouveler, tandis que le résidu poursuit sa route dans le tube intestinal jusqu'à ce qu'il soit définitivement éliminé. — Tout cela nous éloignerait trop de notre sujet, toutefois, nous ne pouvons résister au désir de citer une expérience qui prouve jusqu'à l'évidence, ce que nous avons dit du renouvellement intégral des organes, *et l'action directe des substances alimentaires dans ce renouvellement.*

Des animaux, des bœufs, croyons-nous, ont été nourris pendant quelque temps avec de la racine de *garance,* dont le principe colorant a la propriété particulière d'être absorbé et transporté par la circulation sanguine. — Après quelque temps de cette alimentation, on a tué une partie de ces animaux, et leurs os ont été trouvés recouverts à l'entour d'une couche de belle couleur rouge. — Les autres sujets de l'expérience ont été remis à leur nourriture ordinaire, et après quelques mois, la couleur rouge avait disparu de la surface des os ; mais leur section en travers, montrait la couleur rouge comme un anneau, entre la couche blanche du dehors et une couche blanche plus profonde; à peu près comme lorsqu'on coupe une dragée, on observe quelquefois des couches de coloration différente autour de l'amande. — Enfin, après un temps plus long encore d'alimentation ordinaire, la couleur rouge ne se retrouvait plus du tout.

Aliments. — Toutes les substances alimentaires sont tirées exclusivement du règne organique; il semble que la nature se soit chargée de faire subir aux matières premières une combinaison, sans laquelle nous ne pourrions nous les assimiler. — L'eau et le sel ne sont point une exception à cette règle; ni l'un ni l'autre ne sont des aliments. — L'eau est seulement un véhicule nécessaire, soit pour donner de la fluidité à certaines substances, soit pour les rendre solubles; et le sel n'est qu'un modificateur, un excitant de la vitalité. Nous en parlerons au paragraphe des condiments.

L'homme est omnivore, c'est-à-dire qu'il peut tirer sa nourriture simultanément du règne végétal et du règne animal; à cet effet, ses mâchoires ont été pourvues de trois espèces de dents; sur le devant, les incisives qui coupent ; sur les côtés en avant, les canines et les petites molaires qui déchirent ; sur les côtés et en arrière, les grosses molaires qui servent à broyer. — Les chairs, les fruits, les plantes, les graines, tout contribue à l'alimentation de l'homme, et semble lui être nécessaire en même temps. — Et si, d'une part, quelques castes dans l'Inde, font un usage *exclusif* de fruits et de légumes, il faut l'attribuer plutôt à une espèce d'exagération de singularité et de préceptes religieux, qu'à des vues rationnelles en hygiène. Comme il faut rapporter à la nécessité, l'usage presque exclusif du poisson dans l'alimentation des *Samoïèdes* et de quelques autres peuples du nord.

D'ailleurs, on conçoit que quoique la viande, le poisson, les fruits, les légumes, les graines, soient, avons-nous dit, utiles tous à l'alimentation de l'homme, toutes ces substances ne lui sont pas nécessaires en même temps, ni surtout au même degré. Les différences de climat et de température doivent influer beaucoup sur le choix des aliments ; c'est ainsi que dans les climats tempérés, plutôt froids que chauds, la chair des animaux peut être employée en plus grande quantité que dans les pays très-chauds et humides, où les viandes se décomposant facilement, deviennent bientôt malfaisantes ; tandis que les fruits succulents, sucrés ou acides, seront recherchés de préférence dans les latitudes élevées.

L'homme est le seul des habitants de la terre qui sache se servir du feu ; il l'emploie à la préparation de ses aliments. A l'exception de quelques coquillages, huîtres, moules, etc., il ne fait généralement usage de la chair des animaux et des poissons, qu'après l'avoir soumise à l'action du feu pour la faire cuire, ou à l'action de la fumée pour la faire boucaner.

Nous avons dit que l'influence de l'alimentation sur la composition de nos organes ne pouvait être mise en doute ; si nous examinons maintenant les propriétés particulières des diverses substances alimentaires, nous arriverons bientôt à reconnaître celles qui conviennent le mieux à chaque constitution et à chaque sujet.

La chair des animaux est, de tous les aliments, celle qui donne le plus de sucs nutritifs ; elle convient surtout aux individus jeunes, forts, à ceux qui travaillent, qui agissent, chez lesquels une assez grande déperdition de forces nécessite d'abondants matériaux de réparation. — Elle est utile encore aux êtres faibles, à ceux dont le tempéramment lymphatique a besoin d'être fortifié, aux convalescents aussi, mais dans une juste mesure.

Les animaux un peu faits, sans être trop vieux, fournissent une chair plus abondante en sucs alimentaires et d'une digestion plus facile en même temps, que les animaux trop jeunes. — Le veau, l'agneau, le jeune poulet, sont bien moins nourrissants que le bœuf, le mouton, etc.

Les viandes trop faisandées sont en général malsaines, la digestion s'en fait très-difficilement, et les condiments que l'on est obligé de leur associer pour en masquer en partie le goût ou l'odeur, en rendent l'usage encore plus nuisible.

Les chairs d'animaux trop chargés de graisse, comme le porc, l'oie, le canard, etc., se digèrent encore avec peine ; les estomacs les plus robustes peuvent seuls les supporter.

Quant aux viandes salées ou fumées, nous

conseillons à tous ceux qui le peuvent, de s'en abstenir.

Les personnes à la vie très-sédentaire, celles qui, pléthoriques, sont menacées de congestions sanguines ; celles qui sont atteintes ou menacées de la goutte, doivent être très-sobres de viande, principalement de viandes noires, bœuf, mouton, gibier, etc., qui passent généralement pour être plus riches en sucs alimentaires que les viandes blanches. — Quant aux viandes faisandées, salées ou fumées, elles doivent leur être absolument interdites.

Le poisson est moins nourrissant que la viande ; quelques espèces fournissent une chair assez facile à digérer, tandis que d'autres, comme l'anguille et tous les poissons huileux, sont très-lourds et fatiguent l'estomac.

Les moules, les huîtres ne sont pas très-nourrissantes ; cependant les huîtres fraîches conviennent à presque tout le monde ; on les permet même aux convalescents.

Les coquillages, le poisson gâté, ont occasionné parfois de véritables empoisonnements, contre lesquels le jus de citron paraît être un très-bon antidote.

Le lait, les œufs frais conviennent principalement aux enfants, aux femmes, aux personnes d'une santé délicate, ou bien d'une constitution sèche ou nerveuse. Les œufs se digèrent plus facilement, quand ils sont préparés de manière à ce que le jaune et le blanc soient mélangés ensemble.

On fait usage du lait de divers animaux : vache, chèvre, brebis, ânesse, jument. Le lait de vache est le plus usité, c'est celui qui contient le plus de beurre. Le lait de chèvre vient ensuite; il contient plus de matière caséuse que le lait de vache ; il est pour quelques personnes plus difficile à digérer. Le lait de brebis est plus particulièrement employé à faire les fromages. Le lait d'ânesse et de jument, contenant bien moins de beurre et de matière caséuse, plus léger, plus sucré, n'est employé dans nos climats que comme médicament. La diète lactée, c'est-à-dire l'usage habituel et presque exclusif du lait pour aliment, détermine bientôt un embonpoint général ; cette alimentation convient surtout aux individus atteints de maladies chroniques ou d'affections des organes digestifs ou pulmonaires. Les personnes chagrines, moroses, très-irritables, trouveront dans l'usage du lait un excellent modificateur de leur constitution, et qui peut encore leur faire acquérir, par suite de la réaction du physique sur le moral, un caractère plus doux et plus calme.

On retire du lait, le beurre et le fromage; le beurre sert à la préparation des aliments; on le mange aussi sur du pain, en tartines; tous les estomacs ne le digèrent pas, et les personnes très-grasses, celles affectées ou menacées de la goutte, de la gravelle, ou de quelque autre affection chronique, doivent s'en abstenir. Le fromage, quand il est frais, édulcoré avec un peu de sucre qui en favorise la digestion, est un aliment sain, mais peu nourrissant; le fromage fermenté, celui qui est ancien et de haut goût, est un puissant excitant dont il ne faut pas faire abus, et qui ne convient qu'aux individus robustes dont les forces digestives jouissent de toute leur énergie.

Après les substances alimentaires tirées du règne animal, viennent dans l'ordre d'importance, les aliments féculents; ceux-ci, sans accélérer la circulation, sans surcharger ou fatiguer les organes digestifs, fournissent une quantité considérable de sucs nutritifs, mais pas assez toutefois pour suffire complètement à l'alimentation de l'homme qui est obligé de se livrer à de rudes travaux.

La fécule unie à diverses autres substances, se trouve en plus ou moins grande abondance dans les graines des légumineuses et des graminées, principalement parmi ces dernières, dans le froment, le seigle, l'orge, le maïs, le riz, etc.

Dans quelques fruits, comme la châtaigne, le marron, etc.

Dans plusieurs racines ou tubercules; la pomme de terre; le manioc qui donne le tapioka; le maranta qui donne l'arrowroot; plusieurs espèces d'orchis qui donnent le salep; enfin, dans la moelle de certains arbres comme le sagou.

Tout le monde sait, que sous diverses préparations, ce sont les substances féculentes qui forment en France, la base, pour ainsi dire, de l'alimentation générale; ainsi le pain, le biscuit, la bouillie, etc.

Le pain, quand il est convenablement fermenté et convenablement cuit, est un aliment très-nourrissant et de facile digestion ; on doit éviter de le manger chaud, car dans cet état, il se laisse difficilement pénétrer par les sucs salivaires et gastriques, et peut occasionner de cruelles indigestions.

Plus le pain est blanc, moins il est nourrissant; composé seulement de la plus pure farine de froment, il convient aux estomacs débiles, aux femmes délicates, aux gens de cabinet; mais il ne soutiendrait pas les forces de ceux dont la vie est active, ou qui sont obligés de se livrer à un travail pénible.

Le pain bis, au contraire, celui qui contient ce qu'on nomme du petit son, nourrit bien ; il paraît même exciter légèrement les voies digestives, et dans les cas de constipation opiniâtre chez les individus sédentaires, on obtient de très-bons effets de l'usage habituel du pain bis.

Les bouillies de diverses espèces, assez cuites, conviennent aux enfants, aux personnes âgées, aux convalescents, aux personnes chez qui les organes de la digestion sont faibles ou irrités. Sous le nom de panade, on fait usage dans les mêmes circonstances, de croûtes de pain qu'on a fait bouillir dans l'eau, et qu'on écrase ensuite; la panade est le premier aliment qu'on donne aux petits enfants quand le lait de la nourrice ne peut plus leur suffire; la fermentation et la cuisson primitive du pain, rendent la panade d'une digestion plus facile que la bouillie de farine ou de fécule.

Les aliments féculents conviennent aux personnes nerveuses, à celles qui sont maigres; tandis que les personnes grasses, celles qui ont une tendance à l'obésité, celles qui sont lymphatiques, devront au contraire, en faire un usage très-modéré.

Parmi les substances féculentes, quelques unes, paraissent jouir de propriétés adoucissantes ou nutritives particulières.

C'est ainsi que les personnes à la poitrine délicate, les convalescents, se trouveront bien de l'usage du tapioka ou du sagou; et que le salep et l'arrowroot conviendront de préférence aux personnes fatiguées, épuisées, soit par suite de maladies, d'excès ou de travail.

La facilité avec laquelle les aliments féculents

se digèrent, en rend l'emploi précieux aux personnes sédentaires, aux hommes de cabinet; aux personnes ayant besoin de promptes réparations, comme les femmes enceintes ou nourrices.

Une autre classe de substances alimentaires, comprend en général les légumes qui se servent sur nos tables, carottes, navets, choux, etc.

Ces différentes substances se ressemblent jusqu'à un certain point, en ce que leur base se compose principalement d'un mucilage et de diverses gommes.

Les légumes en général fournissent peu de substance nutritive; leur usage exclusif et prolongé amène bientôt un grand relâchement dans les tissus, et diminue sensiblement l'énergie de toutes les fonctions vitales. — Cette classe d'aliments, convient aux individus pléthoriques et irritables, ainsi qu'à ceux doués d'un tempérament nerveux ou bilieux. — Mais les personnes d'une constitution lymphatique, ont besoin d'aliments plus substantiels et plus énergiques que ceux-ci.

Les qualités nutritives des fruits se rapprochent beaucoup de celles des légumes; —

ils sont en général peu nourrissants, et conviennent dans les mêmes circonstances. Ceux qui sont aqueux, ceux qui ne sont pas mûrs, ou qui sont gâtés, sont nuisibles à tous. — Les fruits secs sont un peu plus nourrissants que ceux qui sont frais, mais ils sont aussi plus difficiles à digérer. — Les fruits cuits, soit en compote, soit en gelée, avec addition d'un peu de sucre, conviennent parfaitement aux enfants, aux convalescents; les estomacs les plus faibles s'en accommodent fort bien.

Ce que nous venons de dire des aliments et de leurs propriétés, doit s'entendre de leur emploi dans l'état naturel, ou bien après le plus simple apprêt possible. Car lorsqu'ils ont passé dans les mains des cuisiniers, pâtissiers, confiseurs, le mélange de mille substances diverses, et les préparations qu'ils ont subies, ont la plupart du temps, perverti toutes leurs qualités intrinsèques, sans leur en communiquer une seule véritablement utile.

Nous devons encore mentionner parmi les substances alimentaires, le miel et le sucre. — Le miel a des propriétés un peu adoucissantes et laxatives, il convient assez aux enfants;

on s'en sert pour édulcorer quelques boissons, quelques sirops, mais pour cet usage, le sucre est bien préférable. Cette dernière substance, qui se trouve déjà dans quelques légumes, et dans presque tous les fruits, est véritablement nourrissante; ainsi, son mélange avec certains aliments, non seulement les rend plus agréables au goût, mais en augmente encore les qualités nutritives, et les rend plus faciles à digérer. — Il est peu de personnes qui n'aiment le sucre, et nous ne connaissons pas de circonstance ou son usage modéré, puisse avoir des inconvénients.

Le mélange de sucre et de la fève de cacao torréfiée et broyée en consistance de pâte, forme le chocolat, dont l'emploi est chez nous très usuel. — L'huile ou beurre de la fève de cacao, rend cet aliment un peu lourd pour certains estomacs; et les excitants qu'on y ajoute, comme la cannelle, la vanille, etc., le rendent nuisible presque toujours, mais surtout aux personnes nerveuses, et impressionnables.

Aux substances que nous venons de passer rapidement en revue, et dans le but supposé de les rendre plus propres à l'alimentation, on est dans l'usage d'associer certains ingrédients auxquels on donne le nom de condiments.—Ce sont d'abord, le sel ; puis les épices, poivre, cannelle, girofle, muscade, vanille, etc., suc de citron, vinaigre, etc.

Parmi tous ces ingrédients, le sel est le seul, peut-être, dont l'addition en petite quantité puisse avoir quelques avantages ; soit par l'excitation locale qu'il exerce sur les glandes salivaires, dont il provoque la sécrétion ; soit que sa combinaison avec quelques substances, les rende en effet plus faciles à digérer.

Quant à tous les autres, nous reconnaissons bien que leur emploi dans l'assaisonnement des aliments, peut avoir pour résultat d'exciter les organes digestifs, et par cela même d'augmenter l'appétit; mais d'une part, à cette activité factice, ne tarde pas à succéder une langueur et une inertie plus grande de jour en jour, en sorte que les excitants deviennent de plus en plus nécessaires ; tandis que de l'autre, une inflammation chronique de l'estomac est la conséquence naturelle et infaillible, de l'état d'irritation dans lequel on entretient cet organe.

Les gens de la campagne, auxquels l'usage

des épices est presque inconnu, sont bien moins sujets que nous aux gastrites, gastralgies, inflammations intestinales, qui résultent de l'abus que nous faisons de ces substances.

Les individus au tempérament lymphatique, quelques vieillards, et les habitants des pays chauds, peuvent seuls admettre, dans une juste mesure, l'usage des épices dans leur régime alimentaire.—Ils'agitdans ces cas là de réveiller, de stimuler des organes qui manquent d'activité; chez les uns, parceque les tissus sont trop lâches, trop mous; chez les vieillards, par défaut de chaleur vitale, et chez les gens du midi, parceque la chaleur de l'atmosphère semble n'activer les fonctions de la peau qu'aux dépens des autres organes. — D'ailleurs, chez les habitantsdes tropiques, le correctif naturel des épices se trouve dans l'abondance et l'usage presque continuel des fruits succulents, sucrés et légèrement acides en même temps, dont la providence s'est montrée pour eux si prodigue.

Dans les climats froids, dans nos climats tempérés, nuisibles à tous, les épices le seront bien davantage encore aux individus jeunes, à ceux qui sont d'un tempérament sanguin, ou bilieux, ou nerveux. — Aux personnes qui mènent une vie sédentaire ou peu active, aux enfants et aux femmes; les femmes nerveuses, à la santé délicate, devraient s'en interdire absolument l'usage.

Le girofle, la cannelle, la muscade, la vanille, sont pour elles de véritables poisons. — Elles peuvent être certaines qu'en outre des affections de l'estomac, une grande partie des affections nerveuses qui leur sont propres; une grande partie des irritations, ou relâchement de certains organes et leurs conséquences, n'ont d'autre cause que l'abus qu'elles font des stimulants, soit dans leur alimentation, soit dans leur toilette.

Boissons.—Le besoin de réparer les déperditions continuelles faites par nos organes, engendre les sentiments de la faim et de la soif; les aliments servent à calmer la première, et les boissons à étancher la soif.

Dans ces termes, la meilleure de toutes les boissons, sans contredit, est l'eau pure, c'est la seule qui soit véritablement nécessaire à l'homme dans toutes les circonstances et dans tous les climats; c'est aussi la boisson la plus saine, car il est certain que les personnes qui ne boivent que de l'eau, jouissent généralement, d'une bien meilleure santé que les autres.

La meilleure eau est celle des rivières rapides, roulant sur du sable ou des cailloux; après celle-là, vient l'eau de fontaine, et en dernier lieu celle des puits, qui pèse parfois à l'estomac et rend la cuisson des légumes difficile. On reconnait que l'eau n'est point trop chargée de principes terreux ou calcaires, ou séléniteux, lorsqu'elle dissout parfaitement le savon, et que la dissolution mousse facilement.

L'eau de pluie serait excellente, si elle n'était parfois chargée de petits animalcules qu'elle a entraînés avec elle, et qui la disposent à se corrompre.

La neige et la glace fondues, donnent de l'eau qui est pesante et difficile à digérer, à cause du peu d'air qu'elle contient. (La glace qui provient de la mer donne de l'eau douce.)

Les eaux stagnantes, celles des marais, ou

des fossés, contenant souvent des matières en putréfaction, peuvent occasionner des accidents et des maladies graves.

L'eau n'est pas toujours employée pure, on la combine, soit par simple mélange, soit par infusion, ou décoction, avec différentes substances dont elle acquiert alors les qualités.

C'est ainsi qu'avec addition de sucre, elle active la digestion, en excitant doucement la secrétion de l'estomac : — que le mélange des sucs légèrement acides de certains fruits, la rend plus propre à apaiser la soif, par suite d'une excitation particulière qu'elle exerce alors sur les glandes salivaires.

Elle acquiert des propriétés stimulantes très actives, lorsqu'elle a été versée bouillante sur des feuilles de thé, ou des graines de café torréfiées et réduites en poudre grossière.

Ces deux boissons dont l'usage, ou pour mieux dire l'abus, est si répandu, nécessitent de notre part, quelques mots en particulier; pour le thé nous laisserons parler le Docteur anglais BUCHAN, dont personne ne contestera la compétence : voici ce qu'il dit à ses compatriotes :

« L'usage immodéré du thé, a déjà opéré » un très-grand changement dans la santé » générale. Une espèce de débilité et une » irritabilité constante de la fibre, deviennent » de jour en jour plus communes, non seu- » lement chez les femmes, les hommes s'en » ressentent aussi. C'est à l'usage du thé que » peuvent être rapportés chez nous, la source » de la plus grande partie des affections ner- » veuses..... Si les femmes savaient tout le » cortége de souffrances, d'indispositions, que » les affections nerveuses entraînent avec elles, » et combien ces maladies les rendent désa- » gréables à l'autre sexe, elles fuiraient l'abus » du thé comme le plus pernicieux de tous » les poisons. »

Nous dirons absolument la même chose du café, en ajoutant pour ce dernier, que nombre de gastrites et de cruelles migraines, ne sont dues qu'a son usage.—Ce n'est pas que l'un et l'autre, ne puissent avoir leur utilité, pris en quantité modérée ; par exemple, après un repas copieux, à la digestion duquel, ils peuvent contribuer; mais on ne doit point s'en faire une habitude, et les individus très-irritables, ceux chez qui le système nerveux est très susceptible, ceux qui sont d'un tempérament délicat, les enfants et les jeunes femmes, ne devraient jamais en prendre.

Nous ne parlerons pas de tant d'autres boissons dont l'eau peut être la base; seulement on peut dire en général, que les boissons chaudes sont débilitantes, et celles qui sont très-froides légèrement toniques ; en santé, on emploie peu souvent les premières, et l'usage des secondes exige des précautions toutes particulières; car l'ingestion d'une substance très-froide pendant qu'on est en transpiration, peut occasionner, soit une inflammation de l'estomac, soit une fluxion de poitrine.

L'homme ne s'est pas contenté de l'eau pour étancher sa soif, quelques qualités qu'il put d'ailleurs lui communiquer par l'addition de diverses autres substances; ou pour mieux dire, il ne s'est pas contenté de l'eau, parce-qu'il ne lui a pas trouvé une propriété qu'il regarde sans doute comme très-précieuse, celle *d'enivrer ;* et il semble que ce soit à cause de cette propriété seulement, qu'il ait abandonné l'eau comme boisson, pour faire usage des liqueurs fermentées.

Un fait très-remarquable, et dont l'étude serait très-intéressante, surtout au point de vue moral, c'est ce besoin, cette passion de l'ivresse qu'on retrouve chez tous les peuples. C'est par la raison seulement que l'homme se distingue de l'animal, il le sait; comment s'expliquer alors cet impérieux besoin si répandu, si commun, de perdre ou d'oublier le noble attribut qui le fait roi de la création?

Nous avons dit que l'ivresse était une passion de tous les peuples, aussi chacun a-t-il trouvé les moyeus de la satisfaire.

Ici la vigne donne le vin et l'eau-de-vie; — là, divers fruits donnent le cidre et le poiré; — l'orge et le houblon donnent la bière; — les pommes de terre et les grains, le wiskey et le genièvre; — l'Indien fait de l'arrack avec le riz; — l'Africain tire du vin des palmiers; — l'Arabe convertit le lait de ses juments et de ses chamelles en koumiss; — l'Américain distille le produit de ses cannes à sucre, pour en tirer le rhum et le tafia, etc., etc., et tout cela sans compter, l'opium, le hachich, le tabac, dont l'emploi n'a toujours qu'un même but, *l'ivresse*...

L'homme est-il donc si malheureux, qu'il ait véritablement besoin de perdre aussi souvent la conscience de son être? ou plutôt, n'est-il pas bien follement ingrat envers Dieu, de fouler ainsi aux pieds le plus noble de ses dons, celui-là seul par lequel il peut se rapprocher de lui!....

Mais laissons les réflexions que font naître d'aussi douloureuses pensées, et continuons notre rapide esquisse.

Les boissons fermentées, telles que le vin, la bière, le cidre, etc., ont la propriété générale de stimuler l'estomac, d'accélérer la circulation, et d'augmenter les sécrétions, lorsque, bien entendu, elles sont prises en quantité modérée; au-delà d'une juste mesure, elles produisent bientôt le malaise et l'ivresse.

Le vin est parmi les boissons fermentées, celle dont l'usage est le plus répandu, les espèces en sont très-nombreuses : ne pouvant entrer dans de trop grands détails, nous nous contenterons de dire, que le vin est le meilleur des excitants diffusibles, quand il est pris en petite quantité ; que son usage convient aux vieillards, aux personnes débiles, à celles qui se livrent à des travaux pénibles et qui nécessitent un grand emploi des forces musculaires. Les jeunes gens et les individus sanguins, ne doivent en faire usage qu'avec beaucoup d'eau.

En général les vins secs, généreux, conviennent de préférence aux individus au tempérament lymphatique, à ceux qui ont la fibre peu irritable et peu énergique.

Les vins doux, ceux qui sont froids, conviennent au contraire aux tempéraments secs, plus faciles à irriter. Les vins dans lesquels le principe sucré domine, ou dans lesquels il a été développé par une légère cuisson, comme partie des vins d'Espagne, les vins du Cap, ou certains vins de France, Muscats, Lunel, sont les moins nuisibles aux femmes et aux jeunes gens ; pourvu que la quantité prise ne soit jamais au-delà de celle qu'une sage modération peut permettre.

Il est aussi bien entendu que nous parlons des vins naturels, les propriétés des vins composés ou frelatés, devant être celles des drogues qui entrent dans leur composition, c'est-à-dire le plus souvent souverainement malfaisantes.

La bière, produit de la fermentation de l'orge et des cônes de houblon, doit à cette dernière substances quelques qualités toniques, et à l'orge ses propriétés nourrissantes. La jeune bière convient aux personnes maigres qui veulent engraisser; en général l'habitude de la bière rend lourd, pesant, et prédispose à certains écoulements muqueux, qui doivent rendre les femmes principalement, très-réservées dans son usage.

Le cidre et le poirée ont des propriétés excitantes comme le vin. — Les personnes qui ont les nerfs très-délicats ne peuvent supporter l'usage de ces deux liqueurs.

Nous ne disons rien de l'hydromel, composé de miel et d'eau qu'on laisse fermenter. — Ni du vin de palmier; du koumis, etc., si quelqu'un de nos lecteurs devait par hasard en faire usage, nous n'aurions à lui recommander que la modération.

Les boissons que nous venons de passer en revue, sont dues à la simple fermentation. —

Celles-ci, eau-de-vie, genièvre, wiskey,

rhum, tafia, etc., sont le produit de la distillation, c'est l'alcool qui en fait la base et en détermine les propriétés ; leur effet en général est de stimuler violemment les organes ; de déterminer une congestion sanguine suivie de relâchement ; lorsque ces stimulations ont été souvent répétées, la sensibilité s'émousse, la membrane interne de l'estomac se racornit, l'appétit diminue, les organes s'usent, et l'homme tombe dans l'abrutissement physique et moral. Aussi le seul précepte hygiénique que nous ayons à donner à leur sujet, est-il de n'en jamais faire usage.

Dans quelques circonstances, et dans des jours très-chauds, ou bien après un travail excessif, une ou deux cuillerées de rhum dans un verre d'eau sucrée, peuvent parfois être utile.—Hors de cette circonstance, celui qui a quelque souci de sa santé, fera très-bien de s'en abstenir.

Les liqueurs, mélanges d'alcool, de sirop et d'autres ingrédients, sont comprises dans la même prohibition.— Nous avons vu quelques fois donner à des enfants de ces espèces de mixtions, sous prétexte qu'elles étaient trèsdouces, nous prévenons les mères, que c'est là un véritable empoisonnement.

Repas. — L'homme seul, ou dans l'état sauvage, mange quand il a faim. L'homme en société, l'homme en civilisation, a réglé l'heure de ses repas, selon ses occupations ou selon les devoirs que la société lui impose. Et comme notre estomac est, à ce sujet, susceptible d'éducation, il arrive bientôt, que c'est à l'heure à laquelle nous avons l'habitude de prendre nos aliments, que la faim se fait sentir; elle se dissipe après que l'heure est passée, même alors qu'elle n'a pas été satisfaite. Il en est ainsi du moins, jusqu'à ce que la nécessité de réparer les déperditions continuelles de l'organisme, fasse de la faim, un besoin tellement impérieux, qu'il ne connaît plus d'heure ni de frein.

Chacun fixe le nombre et l'heure de ses repas selon ses habitudes, et les exigences de ses occupations. — Le nombre doit en être de deux au moins ; les enfants, les jeunes gens doivent manger plus souvent, il en est de même de ceux qui se livrent à un travail pénible, surtout en plein air. — D'ailleurs il vaut mieux multiplier ses repas que de manger trop copieusement à un seul. Le dernier repas ne doit jamais avoir lieu trop tard, il est bon que l'estomac ait eu le temps de faire la digestion avant de se coucher, et les personnes qui par quelque cause que ce soit , sont obligées de souper, doivent avoir soin de ne manger à ce repas, que des choses faciles à digérer. Lorsque l'estomac est surchargé en se couchant, le sommeil devient pénible , on est tourmenté par des rêves , des cauchemars ; et des rapports, des régurgitations aigres , des vents , témoignent du mauvais état de la digestion. — Les mêmes effets se produisent chez les personnes qui ont la mauvaise habitude de dormir dans le jour après leur repas.

Les aliments sainement choisis, seront apprêtés le plus simplement possible ; ils seront en petit nombre; la grande variété des mets et les épices dont on les assaisonne , sont un piège tendu à notre gourmandise, pour nous faire manger bien au-delà de ce qui serait nécessaire à la réparation de nos forces , et à l'entretien de nos organes. — « Aussi , dit » *Adisson*, lorsque je vois dresser la table d'un

» festin, je me figure aussitôt voir la goutte,
» l'hydropisie, les fièvres, l'apoplexie, en
» compagnie d'autres maladies sans nombre,
» cachées en embuscade parmi les plats. »

Pendant les repas, l'eau pure, ou coupée avec un peu de vin, est la meilleure boisson; nous ne défendons point absolument le vin pur, mais il convient d'éviter d'en prendre de plusieurs espèces.

Nous avons dit qu'il ne fallait prendre d'aliments que la quantité nécessaire à la réparation de nos forces, et à l'entretien de nos organes; il importe aussi d'avoir égard aux forces digestives de l'estomac, car ce n'est pas ce qu'on mange qui nourrit, mais bien ce qu'on digère; et peu d'aliments convenablement élaborés, donneront plus de matériaux réparateurs, qu'une grosse quantité qui passerait à moitié digérée.

Les grands mangeurs sont sujets aux congestions sanguines, aux indigestions, à l'obésité, à la goutte et à mille autres infirmités douloureuses.

A ceux qui boivent du vin, de la bière, ou des liqueurs alcooliques on ne saurait assez recommander du moins la modération; l'excès des boissons fermentées ou spiritueuses, en outre des inflammations de l'estomac et des intestins, produit avons nous dit, l'ivresse : quand l'homme a perdu sa raison, que lui reste-t-il pour le distinguer de la brute? au-dessous de laquelle il tombe même souvent alors, car qui ne sait combien les suites de l'ivresse sont parfois dégoûtantes.

On l'a dit, quel sentiment généreux doit-on attendre d'un être dont toutes les facultés morales sont abruties, et les facultés physiques plus qu'à moitié détruites ? sujet à des tremblements nerveux, à des vertiges , il ne tarde pas à devenir un objet de mépris pour les autres, et c'est à charge à lui-même qu'il poursuit les quelques jours d'existence qui lui sont encore donnés.

Nous reconnaissons bien que l'usage simple et modéré des dons de la providence, n'est pas incompatible avec la santé ; mais souvenons-nous aussi que l'abus conduit infailliblement aux douleurs et aux maladies.

CHAPITRE III.

VÊTEMENTS.

L'homme ne saurait se passer de vêtements. Il en a besoin d'abord, par suite d'un sentiment de décence inné, qui le place bien au-dessus des animaux, même dans les circonstances qui semblent matériellement l'en rapprocher davantage. En second lieu, il en a besoin, pour s'abriter contre les rigueurs des climats, et se préserver des intempéries de l'atmosphère.

Les vêtements les plus convenables, sont donc ceux qui remplissent à la fois ces deux destinations.

La femme qui nous est bien supérieure par la délicatesse de ses sentiments, et son impréssionnabilité à toutes les sensations, soit morales, soit physiques, doit sous tous les rapports, apporter encore une plus grande attention que l'homme à la manière de se vêtir. Nous laisserons aux soins de sa pudeur instinctive, tout ce qui concerne la décence et la modestie, pour ne parler des vêtements qu'au point de vue hygiénique.

Nos vêtements sont faits en général, de lin, de chanvre, de coton, de laine ou de soie ; chaque espèce ayant des qualités différentes, qu'il importe de connaître.

Le lin, le chanvre, sont d'une part bons conducteurs du calorique, et laissent dès lors passer la chaleur du corps : mais de l'autre, ils ont la même facilité à se laisser imprégner de la transpiration, qu'ils retiennent. D'où il résulte, que les vêtements faits avec ces substances, sont frais, et conviennent plutôt dans les climats chauds du midi que dans ceux du nord, surtout dans ceux où la température est sujette à de brusques et fréquentes variations.

Le coton moins bon conducteur du calorique,

concentre la chaleur du corps ; s'imprègne facilement de la transpiration qu'il favorise, par l'action, légèrement excitante, de son duvet sur la peau. Dans les contrées froides, en hiver, le linge de coton doit avoir la préférence sur celui de lin, surtout pour les individus d'une santé délicate, et pour les enfants.

La laine, plus mauvais conducteur du calorique encore que le coton, possède à un plus haut degré que lui, la propriété de concentrer la chaleur, tout en laissant cependant passer la transpiration. La laine exerce sur la peau une irritation légère, qui en active les fonctions, et provoque la transpiration ; cette irritation peut être même parfois assez forte, pour produire chez quelques personnes à la peau fine et délicate, de la démangeaison, de petites éruptions, et même une espèce d'érysipèle.

Tous les vêtements, principalement ceux qui touchent à la peau, exigent d'être changés très-souvent, et entretenus dans la plus grande propreté ; ces soins doivent être plus minutieux encore pour les vêtements de laine que pour tous les autres.

Ce que nous venons de dire de l'action légèrement excitante des vêtements de laine sur la peau, a fait conseiller l'emploi de la flanelle dans certaines circonstances; ainsi chez les personnes d'une constitution faible, maladive, dont les organes sont généralement dans un état d'atonie; chez les individus au tempérament lymphatique; chez les personnes atteintes ou menacées d'affections des bronches, de la poitrine, ou des organes de la digestion; chez celles atteintes d'affections rhumatismales, etc. — Enfin dans tous les cas où il est nécessaire de favoriser ou d'entretenir une plus forte transpiration.

Dans les climats humides et froids, où l'usage de la flanelle peut rendre de grands services, il faut que ceux qui en ont une fois adopté l'usage, soient très-prudents et prennent beaucoup de précautions avant de s'en départir plus tard. Dans les climats tempérés, la flanelle peut être remplacée en été par des étoffes de coton plus ou moins fines, plus ou moins moelleuses.

La soie est très mauvais conducteur du calorique, elle concentre donc parfaitement la chaleur ; elle est très douce au toucher. Mais comme elle a l'inconvénient de concentrer aussi l'électricité ; que de plus elle se mouille facilement, et devient très longue à sécher ensuite, on n'en fait point usage sur la peau, sa destination est toute de luxe extérieur, ce qui est en dehors de notre sujet; aussi bien que les circonstances, dans lesquelles la médecine peut tirer parti des propriétés que nous venons d'indiquer.

Les peuples les plus civilisés se sont tellement faits les esclaves de la *mode*, pour ce qui concerne la forme des vêtements, qu'une croisade contre ce despote, aurait peu de chances de succès. Il faut donc nous contenter de dire en général, que les vêtements qui gênent le moins nos mouvements , et la circulation des fluides, sont les plus convenables. En été , et dans les pays chauds, on donnera la préférence aux vêtements souples, légers, larges, de tissu de lin ou de coton, et de couleurs claires; le blanc et les couleurs claires , ayant la propriété de repousser les rayons lumineux et le calorique. En hiver , et dans les pays froids , les vêtements seront tenus plus rapprochés du corps, les étoffes en seront un peu plus épaisses, de tissus de coton, de laine ou de soie, et de couleurs plus foncées, qui absorbent alors les rayons lumineux et la chaleur.

Les corsets trop serrés, surtout chez les jeunes sujets, deviennent la cause de beaucoup d'affections de la poitrine, du cœur, de l'estomac et du foie, etc.... L'organe de la circulation du sang, le cœur, ceux de la respiration, les poumons, étant gênés, le sang ne peut suivre aussi librement son cours, et son séjour forcé dans les cavités du cœur, détermine souvent des hypertrophies ou des anévrismes; tandis que les congestions pulmonaires, sont une des causes communes de la phthisie. D'un autre côté, l'estomac ne pouvant se dilater à l'heure des repas, qu'en refoulant en haut et en bas les organes avec lesquels il est en rapport, non-seulement il se trouve empêché dans son travail de la digestion, mais encore il augmente l'embarras général, et les désordres qui en sont la conséquence.

Les cravates et cols roides et serrés, prédisposent aux congestions cérébrales; les jarretières occasionnent des varices aux jambes, les chaussures trop étroites produisent les cors, la déformation des orteils et des ongles, qui rentrant parfois dans les chairs, font beaucoup souffrir.

D'ailleurs tous les organes de notre corps sont liés entre eux par la plus étroite solidarité, et les fonctions de l'un, quel qu'il soit, ne peuvent éprouver la moindre perturbation, sans que cette perturbation soit ressentie dans tout l'organisme.

Il est très naturel, comme nous l'avons dit, que les vêtements soient frais et légers dans les pays chauds, et chauds dans les pays froids. Mais l'homme s'accoutume aussi bien à un froid intense qu'à une grande chaleur : et pendant que l'Abyssinien vit fort bien sous une température de 70 degrés *au-dessus de glace*, l'Esquimau supporte un froid de plus de 40 degrés *au-dessous*. Aussi ce ne sont pas les températures extrêmes qui sont les plus meurtrières, mais bien plutôt celles dont les variations sont brusques et tranchées, si nous n'avons soin de nous prémunir contre elles.

Le passage du froid au chaud, n'est presque

jamais assez subit pour occasionner des maladies graves; (*) mais il n'en est pas de même du chaud au froid, principalement dans nos climats tempérés.— La chaleur dilate tous nos pores, amène à la peau une transpiration plus ou moins abondante; si dans ce moment, nous sommes surpris par un air vif, par le froid, aussitôt la transpiration s'arrête, et les fluides qui étaient en mouvement vers la peau, ainsi que la chaleur vitale, sont refoulés à l'intérieur; alors comme pour suppléer à l'action de la peau, l'activité de certaines membranes internes se trouve surexcitée; d'où résultent : les irritations, les inflammations diverses, comme le corysa, les rhumes, les diarrhées, les inflammations des enveloppes du poumon, ou de cet organe lui-même.

Les variations dans la température étant inévitables, il ne reste plus à l'homme qu'à

(*) Nous ne parlons pas des cas où le froid a déjà occasionné des accidents, comme la congélation par exemple, où l'on sait qu'une chaleur même peu considérable produit inévitablement la mort de l'individu, ou la gangrène des membres gelés......

acquérir les forces nécessaires pour les braver; ce à quoi peuvent parvenir quelques individus robustes, qu'une éducation sévère et judicieuse en même temps, a dès leur enfance, aguerris contre le danger; ou bien à s'en préserver par des précautions hygiéniques, qui se résument pour nos climats, à éviter toutes les causes de refroidissement, à ne quitter nos vêtements d'hiver que très-tard, et à les reprendre très de bonne heure.

Quant aux diverses parties de notre corps, il faut, en général, que l'abdomen, que la région de l'estomac, soient tenus assez chaudement; puis viennent les pieds, les bras, la poitrine; la tête au contraire ne doit être jamais, que médiocrement couverte; les personnes faibles, celles chez qui l'estomac, ou le tube digestif, ont une tendance à l'irritation, éviteront avec soin le froid et l'humidité aux pieds.

Nous ne saurions assez insister, sur la nécessité d'éviter toute brusque transition du chaud au froid; nous y voyons la cause de nombre d'indispositions, de maladies, auxquelles, sont sujettes les femmes, et surtout les jeunes femmes d'un certain rang ; maladies qui sont inconnues, ou beaucoup plus rares, dans les classes moins aisées. Ce qui s'explique trés-bien, par la manière de se vêtir en certaines occasions. Une dame portera continuellement en hiver, une robe ouatée, et une robe de soie encore (l'étoffe qui concentre le mieux la chaleur) ; elle aura des manches doublées et ouatées ; un fichu , pélérine , palatine de velours ou de fourrure,etc.; que savons-nous ? — Certes, il est impossible d'être plus chaudement, plus douillettement vêtue ; mais vienne une soirée , un bal , où l'on devra se rendre par un froid de plusieurs degrés au-dessous de glace , et vîte on supprimera peau de cygne, ouate , et jusqu'à la guimpe ; la chaude robe de soie , fera place à la légère robe de crêpe ; les épaules , la poitrine , les bras sortiront d'une étuve, pour être exposés à une température qui aura 40 degrés de différence. Et quand on quittera le bal , une salle échauffée par le séjour d'un nombre considérable de personnes, par la chaleur des foyers et des bougies , toute haletante et en transpiration par suite des dernières valses, polkas, galops, etc., comment espérer que le léger manteau de satin qu'on jette sur ses épaules, pourra les préserver de l'impression d'un froid, dont les effets peuvent être mortels ? et les jambes et les pieds, que protégeaient quelques heures avant, des bas bien chauds, des bottines d'étoffes ou de velours, seront-ils garantis maintenant par le tissu à jour qui a la prétention de les couvrir ? Or, il existe une très grande sympathie entre la peau et la membrane séreuse qui enveloppe les poumons ; c'est pourquoi la suppression brusque de la transpiration produit si souvent l'inflammation de cette enveloppe (les fluxions de poitrine). Une autre espèce de symphatie, existe encore entre les bras, les épaules et le poumon lui-même, ce qui fait comprendre, pourquoi le froid aux bras est si dangereux pour les personnes qui ont la poitrine délicate.

Les jeunes filles des campagnes, vont aussi parfois au bal ; mais le bal pour elles a lieu le plus souvent en plein air, ou du moins dans des lieux ou l'air circule librement ; leurs vêtements sont en rapport avec la saison, et les protègent efficacement contre toute transition de température trop brusque ; aussi les affections de poitrine sont-elles plus rares sous un simple schall de laine, que sous les mantelets de soie.

Une observation qui ne doit point nous échapper, c'est que les habitudes de la simple aisance, de celle surtout qui est due au travail de chaque jour, sont en tout, bien plus en rapport avec les saines lois de l'hygiène, que les habitudes du luxe et de la richesse.

CHAPITRE IV.

SOMMEIL.

Le sommeil a été défini : *le repos des organes des sens, des facultés intellectuelles et des mouvements volontaires.*

Le sommeil, à raison de sa durée, des circonstances et des lieux dans lesquels on a coutume de s'y livrer, doit se ressentir particulièrement des influences dont nous avons parlé à l'article habitation.

Le sommeil est nécessaire à l'homme ; d'abord, parce qu'il est en rapport avec une espèce d'intermittence périodique, qui se retrouve partout dans la nature, et qu'on peut observer aussi bien dans le flux et reflux de l'Océan, que dans la succession régulière des saisons, du jour et de la nuit, etc. Ensuite, parce que les organes de nos sens, ceux par lesquels nous sommes sans cesse en relation avec les objets extérieurs, sont trop délicats pour résister longtemps à une action continue, si des intervalles de repos bien ménagés ne leur donnaient souvent les moyens de réparer leurs forces.

Le sommeil ne semble pas moins nécessaire à l'homme intelligence, qu'à l'homme comme animal; et sans entrer dans une dissertation hors de notre sujet, contentons-nous de reconnaître comme un fait, que les organes qui servent à la manifestation de l'âme, de l'intelligence, de la pensée, ont besoin de repos, de sommeil tout aussi bien que les autres. Ce repos peut être plus ou moins complet, d'où les rêves, les cauchemars, le somnambulisme, etc.

Le premier effet du sommeil est une espèce de détente générale; les membres, les muscles soumis à l'empire de la volonté, se relâchent, s'affaissent, les yeux se ferment ; une espèce d'insensibilité générale s'empare de tout notre être, qui devient absolument étranger à tout ce qui se passe autour de lui. Pendant ce temps, les organes internes, qu'on a nommés organes de la vie *végétative*, continuent leurs fonctions avec quelques modifications seulement ; ainsi la respiration est plus calme, la circulation généralement moins précipitée, la digestion s'opère, mais d'une manière plus lente, etc.

Après le sommeil, s'il a été assez prolongé (sans l'être trop cependant), on se sent plus fort, plus actif ; le travail soit corporel, soit intellectuel est plus facile, les mouvements du corps sont plus agiles, plus aisés ; la conception et toutes les opérations de l'âme semblent avoir acquis une nouvelle vigueur ; on se sent renaître....

Si le sommeil a été trop court, s'il a été interrompu ou incomplet, la fatigue de la veille persiste, et semble quelquefois même avoir augmenté. Au contraire, si le sommeil a été prolongé au-dela des besoins, le corps devient lourd, l'intelligence paresseuse ; on se sent accablé ; toute énergie morale et physique semble éteinte.

La durée nécessaire du sommeil est relative à l'âge des individus et à leur constitution. Dans les premiers temps de la vie, l'enfant dort seize, dix-huit, vingt heures même sur vingt-quatre. Jusqu'à l'âge de huit ou neuf ans, douze heures de sommeil sont encore nécessaires; pour les jeunes gens et l'homme fait, huit heures suffisent ordinairement à rétablir complètement les forces. — Les femmes et les personnes dont le système nerveux est très délicat, celles qui sont débiles ou valétudinaires, ont besoin d'un peu plus de sommeil; tandis que les personnes pléthoriques, sanguines, et celles qui sont déjà âgées, doivent dormir moins longtemps.

Pendant le sommeil, a dit un physiologiste, la vie n'existe qu'à moitié. Toutes les forces défensives semblent suspendues; aussi l'organisme est-il beaucoup plus impressionnable, et les forces vitales offrent-elles bien moins de résistance. L'homme qui peut supporter dans l'état de veille jusqu'à 40 degrés de froid, succombe et meurt s'il s'endort par un froid de 12 degrés.

La nuit est, dans nos climats surtout, le

temps le plus convenable pour se livrer au sommeil. L'absence de la lumière, le calme général, tout semble nous inviter au repos; et ce n'est jamais *impunément*, qu'intervertissant l'ordre qui semble indiqué par la Providence, on fait de la nuit le jour, et du jour la nuit. S'il en faut un exemple, qu'on compare la fraîcheur de la jeune fille qui a passé la nuit dans son lit, avec le teint pâle et plombé de sa compagne qui, après une nuit de veille, s'est couchée à cinq heures du matin pour se lever à cinq heures du soir.

Se coucher et se lever de bonne heure, constituent une excellente habitude sous tous les rapports; le matin est l'heure favorable aux études, aux méditations, et même aux exercices corporels; nous l'avons dit, après le sommeil, toutes les facultés semblent avoir acquis des forces fraîches et nouvelles.

Il n'est pas bon de se livrer au sommeil de suite après avoir mangé, surtout après un repas copieux. Le sommeil dans le jour prédispose aux congestions sanguines et aux affections gastriques. Le sommeil, immédiatement après le souper, et avant que la digestion soit un peu avancée, est rarement calme et réparateur ; le plus souvent, il est troublé par des sursauts, des rêves, des cauchemars, etc.

Il peut arriver, que malgré toutes les précautions hygiéniques, malgré l'exercice dans la journée, on éprouve, après un premier sommeil, de l'agitation, de la chaleur, des inquiétudes dans les jambes, un malaise qui ne permette pas de se rendormir ; le bonhomme Richard (*) attribue cette espèce d'insomnie à un excès d'électricité, et donne comme moyen de la combattre avec succès, le conseil de se lever, de découvrir complètement son lit, de faire quelques tours dans la chambre, et de ne revenir se coucher que lorsque les draps et les couvertures sont refroidis.

La plus grande propreté doit régner dans la chambre à coucher ; l'air doit en être renouvelé tous les jours ; cette mesure doit s'étendre même aux chambres des malades, en ayant soin de prendre les précautions nécessaires pour leur éviter l'impression du froid.

Tout ce qui a été dit de la nécessité d'éloigner

(*) Franklin.

des lieux d'habitation, les exhalaisons, les odeurs méphitiques et autres, s'applique certainement aux chambres à coucher.

L'usage d'enfoncer les lits dans des alcôves, qu'on tient fermées au moyen de portes ou de rideaux, est des plus pernicieux.

Les lits doivent être tenus avec les plus grands soins de propreté possible, c'est le meilleur moyen de les préserver ou de les débarrasser des insectes qui s'y trouvent parfois. Les sommiers, matelas, couchettes, etc., doivent être souvent battus et mis à l'air; les pauvres qui mettent de la paille sous leur couchette, doivent la renouveler très souvent. Qui donc voudrait refuser, son aide à ceux-là qui n'auraient pas les moyens de faire cette modeste dépense?

Il serait bon aussi, de laisser les lits découverts pendant quelque temps dans le jour, afin de les débarrasser de toute émanation désagréable; les croisées de la chambre restant ouvertes, les draps seraient le soir et plus secs, et plus frais: excellentes conditions pour un doux et profond sommeil.

Les sommiers élastiques et les matelas de crin sont préférables aux matelas de laine et aux lits de plume ; la plume excite la transpiration, s'en imprègne facilement, et laisse échapper ensuite des miasmes nuisibles à la santé.

Les lits trop mous énervent, ils détruisent l'énergie de la peau et des forces musculaires ; ils rendent paresseux, et prédisposent, en outre, aux congestions sanguines, aux inflammations, et aux affections nerveuses.

Les couvertures seront modérément chaudes, sans être trop lourdes ; l'usage de l'édredon doit être réservé aux vieillards, chez lesquels la chaleur vitale est peu considérable ; ou bien à quelques malades ; mais dans aucun cas, les jeunes gens bien portants, de l'un ou de l'autre sexe, ne doivent s'en servir.

Les lits les plus simples sont les meilleurs. — L'ouvrier, l'artisan, ne savent pas tout ce que renferment de cruelles et longues insomnies, de cauchemars, de germes de maladies nerveuses, catarrhales ou goutteuses, ces épaisses et riches tentures, ces longs plis de velours, ces courtes-pointes ouatées, édredonnées, qui forment les lits de ceux qui sont nommés les heureux du siècle. Et ceux-ci ne peuvent pas savoir non plus, ce qu'il y a de doux repos, de calme rafraîchissant et réparateur, sur ces simples couchettes dont la propreté est tout le luxe, et autour desquelles un air pur circule librement.

Avons-nous besoin de dire que le nombre de personnes qui peuvent coucher dans la même chambre, doit être en rapport avec l'étendue de la pièce et ses moyens de ventilation ?

Enfin, autant à cause de la consommation qu'ils font d'air respirable, qu'à cause des émanations inséparables de leur séjour, les animaux ne doivent point rester la nuit dans les chambres à coucher.

CHAPITRE V.

EXERCICE.

Le corps humain est composé d'un nombre assez considérable d'organes, liés entre eux par une étroite solidarité ; et c'est de l'intégrité de tous, du libre et facile accomplissement des fonctions que chacun de ces organes est appelé à remplir , que résultent à la fois , la force et la santé.

EXERCICE : On donne ce nom à tout mouvement du corps qui met en jeu, tout, ou partie de nos organes.

Lorsqu'un de nos organes est mis en action, sa force augmente, le sang semble s'y porter en plus grande quantité; les muscles qui en font partie se gonflent et se contractent avec plus de force; mais cet état ne dure pas long-temps; bientôt une espèce d'engourdissement, de lassitude, se fait sentir, le repos devient alors nécessaire, et ce repos devra être d'autant plus long, que le sentiment de fatigue aura été plus intense. — Si l'exercice de l'organe est prolongé outre mesure, il peut devenir le siége d'une irritation morbide, d'une véritable inflammation; ainsi qu'on l'observe souvent, pour les organes de la voix, et de la vision.

Dans le repos, les contractions de l'organe et des muscles cessent; le sang et les autres fluides reprennent leur équilibre; la chaleur locale diminue, la fatigue se dissipe, et l'organe est plus apte encore qu'auparavant, à l'action qui lui est propre.

Si des intervalles de repos et d'activité se succèdent alternativement, l'organe qui en est le sujet, ou l'organisme entier, acquièrent chaque jour de nouvelles forces et une merveilleuse énergie. — Mais si le repos est trop prolongé, l'effet inverse se produit, les organes deviennent flasques, sans consistance ; la chaleur vitale y diminue de plus en plus, ils s'atrophient, et deviennent enfin incapables d'action et de mouvement.

Lorsqu'un membre, ou un organe, est exercé plus habituellement que tout autre, avec les intervalles de repos nécessaires, ce membre ou cet organe, devient le siège d'un surcroit de nutrition et de forces. C'est ainsi qu'on voit les forgerons, les boulangers, avoir presque toujours les muscles des bras plus développés, qu'ils ne le sont chez les ouvriers des autres professions, dans lesquelles des efforts aussi énergiques de la part des membres supérieurs ne sont pas nécessaires ; pour la même cause, les jambes deviennent très fortes chez les danseurs et chez les personnes qui marchent beaucoup. — Cette observation justifie ce précepte ; qu'en outre des exercices généraux, ce sont les organes les plus faibles qui doivent être le plus souvent, et le plus méthodiquement exercés.

Les anciens attachaient une grande importance à l'exercice méthodique des divers organes; c'est d'eux que nous tenons la *gymnastique*, qui ne fut d'abord que l'art de développer la force et l'énergie des muscles en général; et qu'à l'aide de connaissances plus approfondies en physiologie, on fait servir aujourd'hui, non seulement au développement intégral de tous nos organes, mais encore à la juste distribution des forces dans l'organisme, les diminuant là où il y a surabondance, les augmentant là où la nécessité le requiert.

L'exercice peut être actif ou passif, suivant que nous donnons nous-même l'impulsion au mouvement de nos organes, ou bien qu'une force étrangère produit ce mouvement.

Ayant tous besoin d'exercice, l'exercice passif sera d'abord, l'exercice de ceux qui ne peuvent en prendre d'autre : l'enfant est ainsi transporté sur les bras de sa mère ou de sa nourrice; l'infirme est roulé sur son fauteuil; le faible, le convalescent, prennent l'air dans une voiture douce et suspendue.

Mais c'est dans l'exercice actif, que l'enfant dès qu'il peut marcher, que les jeunes gens, chercheront le développement le leurs forces;

et que tous trouveront la conservation de la santé.

Si nous passons rapidement en revue les exercices les plus usuels, nous trouvons pour les organes de la locomotion, la marche, la course, le saut et leurs composés.

La marche est un exercice qui convient à tout le monde ; *et dont les effets principaux sont, de provoquer l'appétit, de faciliter la digestion, d'activer la circulation et d'augmenter la transpiration*. La promenade, la marche lente sur le terrain uni, sera salutaire principalement aux convalescents, aux personnes faibles ou très âgées.

La marche rapide, celle sur un terrain incliné, soit en montant, soit en descendant, conviennent aux jeunes gens, aux personnes fortes et bien portantes; dans une marche rapide, la respiration est plus ample et plus forte, les fluides sont mis en mouvement, et les membres inférieurs en reçoivent une plus grande part.

La course et le saut ne conviennent qu'aux jeunes gens et aux enfants ; ici ce ne sont plus seulement les membres inférieurs qui sont en action, mais les muscles des reins, des épaules, des bras sont aussi en contraction permanente; l'air pénètre avec plus de force dans les poumons, qui l'expirent ensuite avec plus de vigueur, etc. — Ces exercices, avons-nous dit, ne conviennent qu'aux enfants et aux jeunes gens ; ils seront principalement utiles à ceux qui sont lymphatiques, dont la fibre trop molle a besoin d'être fortifiée.—Les personnes atteintes ou menacées d'affection du cœur, ou d'hémoptysie (crachement de sang), doivent éviter de sauter et de courir.

Plus un exercice est complexe, c'est-à-dire, plus il met d'organes en action à la fois, plus il est salutaire. C'est ainsi, pour ne parler que des exercices les plus connus, (la gymnastique comme science, étant en dehors de notre sujet), que le jeu de la corde sera un excellent amusement pour les enfants, principalement pour les jeunes demoiselles; nous avons dit déjà les effets du saut; de plus ici, pour tourner la corde, les bras, les épaules, les muscles qui entourent la poitrine, doivent être en mouvement à la fois; et si l'on joint à cela un chant quelconque, ou l'obligation de compter les tours à haute voix, on a un exercice composé on ne peut plus salutaire, au développement général des membres et de la poitrine.

Les jeux de boule, du volant, du cerceau, des quilles, du billard, etc., sont encore des exercices composés qui ont chacun leur utilité.

Nous devons une mention particulière à la danse et à l'escrime : la danse accoutume l'oreille à la justesse des sons, elle donne de la grâce et de la souplesse aux mouvements du corps. L'escrime assouplit aussi les membres et les reins, et de plus, rend le coup-d'œil vif et sûr. Cependant, comme tous les autres, ces exercices peuvent avoir de graves inconvénients, lorsqu'on s'y livre avec excès, ou bien dans des conditions peu convenables. — Une habitude excessive de l'escrime, favorise la prédominance d'un des côtés du corps sur l'autre, en même temps qu'elle prédispose à l'esprit de querelle, de forfanterie ou de vengeance.—La danse devient nuisible aussi, lorsqu'on se livre à ce plaisir hors d'une juste mesure; sans compter que les conditions dans lesquelles on danse ordinairement, sont déjà nuisibles par elles-mêmes; dans la nuit, dans des salles où sont réunies un nombre considérable de personnes, où l'air par conséquent, déjà vicié par la combustion du gaz ou des bougies, l'est encore davantage par la respiration de tous, et les émanations diverses des danseurs en transpiration. — Et ce n'est pas sortir de notre sujet, de remarquer que les émotions rapportées d'un bal, ont bien des fois causé, des insomnies, des palpitations, des affections nerveuses bien autrement importantes, que ne pouvaient l'être les avantages retirés, en cette occasion, de la danse comme exercice.

La natation est encore un des exercices les plus salutaires pour les jeunes gens des deux sexes ; les mouvements variés qu'on imprime à tout son corps, le contact de l'eau courante qui vient le frapper sur tous les points de la peau, tout contribue à fortifier le nageur; cet exercice a l'avantage encore d'augmenter le courage , d'apprendre à mépriser le danger, et sert à acquérir une qualité précieuse, celle de conserver son sang-froid dans les circonstances les plus difficiles.

En parlant des bains froids, nous aurons à dire quelques mots des précautions hygiéniques propres à la natation.

L'équitation participe des exercices actifs, puisqu'elle exige divers mouvements des bras, des jambes, soit pour se tenir, soit pour conduire son cheval.— L'équitation convient aux hommes faits aussi bien qu'aux jeunes gens, ainsi qu'aux personnes nerveuses, irritables, ou bien portées à la tristesse et à la concentration de leurs peines. — Quant à l'allure du cheval, le pas, l'amble (que les écuyers rejettent comme disgracieux), conviennent aux personnes délicates, à celles qui sont menacées d'affections organiques; les jeunes gens peuvent aller au galop, nous conseillons le pas et le trot aux personnes âgées.

Dans tous les exercices qui peuvent violemment ébranler les organes internes, la course, le saut, l'équitation; il est bon de porter une large ceinture médiocrement serrée, assez seulement pour maintenir en place les viscères contenus dans l'abdomen.

Le matin est l'heure de la journée la plus favorable à l'exercice. Un exercice violent immédiatement avant le repas, enlève l'appétit; il faut à l'organisme fatigué, un peu de repos avant d'entreprendre le travail de la digestion ; de suite après le repas, un violent exercice serait encore nuisible, en détournant des forces dont l'estomac se trouve avoir besoin.

Dans l'exercice en voiture, ou en bateau, les mouvements sont, pour ainsi dire, passifs, puisqu'ils ne sont dûs qu'à l'ébranlement produit par la voiture ou le navire;—cette espèce d'exercice convient aux personnes faibles, convalescentes, à celles qui n'ont pas assez de forces pour promener à pied ou à cheval. — Si la promenade se change en voyage, alors les distractions de l'imagination viennent joindre leurs avantages à ceux que produisent le grand air et le mouvement.

Sur mer, l'air vif et salin, sera éminemment propre encore à augmenter ou entretenir les forces vitales.

Les personnes atteintes de mélancolie, celles en proie à de profonds chagrins, se trouveront bien des longs voyages.

Les constitutions robustes, sanguines ou bilieuses, choisiront de préférence les courses dans les montagnes, dans les lieux pittoresques, où elles trouveront en même temps, au prix de quelques salutaires fatigues, un air pur et d'admirables sites à contempler. Les constitutions délicates, nerveuses, impressionnables, se dirigeront vers les climats doux et tempérés, sur les bords de la mer, où les attendent avec moins de peine, des sites riants, des plaisirs faciles à prendre, et de non moins vives émotions.

Pour que l'exercice puisse produire tout le bien que l'hygiène doit en retirer, il faut savoir associer l'action de l'esprit à celle du corps.

Nul homme ne pourrait faire sans but déterminé, ou même par *ordre*, dans huit jours, la marche d'une semaine de chasse.

Et nous sommes certains que dix courses *imposées* à un enfant lymphatique, ne lui feront assurément pas le même bien, que deux parties de barres avec ses camarades.

La raison en est simple : tout exercice attrayant devient un jeu, et le plaisir qu'on trouve à s'y livrer, ouvre la porte au bien qu'il doit produire.

Tandis que tout exercice accompli avec répugnance, ne peut avoir pour résulat que la fatigue du corps et de l'esprit; la souffrance morale et la souffrance physique. — Or, souffrance et santé, sont deux termes inconciliables.

CHAPITRE VI.

SOINS DE PROPRETÉ ; TOILETTE, ETC.

On pourrait dire de la propreté qu'elle est la base fondamentale de l'hygiène ; elle en est du moins, une des conditions les plus essentielles, et si nous l'avons recommandée dans ce qui concerne l'habitation et les vêtements, à plus forte raison insisterons-nous, lorsqu'il s'agira des soins à donner à notre corps lui-même.

Nous n'entrerons pas dans le détail de toutes les maladies que le défaut de propreté peut engendrer; nous dirons seulement, que le nombre en est considérable; et que les affections scrofuleuses, les engorgements des glandes, etc., ne sont dus, bien souvent, qu'à l'obstacle que les impuretés qui s'attachent à la peau, apportent aux fonctions de cet organe, dont les pores bouchés ne peuvent alors laisser passer la transpiration; or, la transpiration est une excrétion aussi nécessaire à la santé, que toutes les autres, puisque toutes servent à débarrasser l'organisme de matières dont le séjour ne peut lui être que nuisible.

Dans un ordre de choses plus élevé, la propreté est une vertu, dont tout nous fait un devoir.—Les bienséances ; le respect que nous devons à ceux qui sont au-dessus de nous; l'affection fraternelle que nous devons à nos égaux, et à ceux qui nous sont inférieurs, selon le monde; et par-dessus tout, ce précepte éminemment chrétien, de *faire pour les autres, ce que nous voudrions qu'il fût fait pour nous-mêmes*.

Le paresseux, le glouton, etc. ne font tort qu'à eux-mêmes; le malpropre fait du mal à tous ceux qu'il approche, et par sa seule présence ; car il apporte avec lui la peste et le dégoût.

Les pratiques de propreté générale consistent dans les lotions et les bains divers. — Quelques parties de notre corps, les cheveux, les dents, les ongles, nécessitent des soins particuliers dont nous dirons quelques mots.

On nomme *lotion*, l'acte de laver les différentes parties du corps, soit en les plongeant dans l'eau, soit en les exposant à l'affusion de ce liquide, pendant qu'avec un linge, une éponge, un corps quelconque, ou la main seulement, on exerce sur la peau les frixions nécéssaires pour la débarrasser des substances étrangères dont elle peut être souillée.

Dans l'état de santé, les lotions doivent être faites avec de l'eau pure; il est bon d'accoutumer de bonne heure les enfants à employer l'eau froide à la température ordinaire de nos appartements, même en hiver, hors le cas de glace bien entendu. — L'eau froide donne à la peau une énergie et une élasticité particulières; son usage est très propre à fortifier tous nos organes; en même temps qu'il nous rend bien moins impressionnables aux vicissitudes de l'atmosphère.

Nous avons dit que les lotions devaient être

faites avec de l'eau pure; nous ajouterons que c'est le meilleur de tous les cosmétiques, et que l'emploi de toutes les drogues que l'on conseille dans le but de communiquer telle ou telle qualité à la peau, n'a, et ne peut avoir que des résultats nuisibles.

Tous les acides, vinaigres de toute sorte, corrodent la peau, et la dépouillent de l'espèce de duvet auquel elle doit ce velouté qui la rend si douce au toucher.

Les eaux de senteur ont pour base l'alcool qui dessèche la peau et la ride...

Ce qu'on nomme lait virginal, n'est autre chose qu'une résine quelconque, qui n'étant pas soluble dans l'eau, blanchit ce liquide dès qu'on y verse quelques gouttes de l'alcool dans lequel la résine se trouvait dissoute. —La résine de ce prétendu lait virginal, s'introduit dans les pores de la peau, et produit, en s'opposant au passage de la transpiration, tous les inconvénients déjà signalés à ce sujet.

Les huiles, graisses, pommades ont les mêmes fâcheux résultats.

Quant aux substances qui entrent dans la composition des vinaigres, eaux de senteur, pommades, crêmes, etc., *toutes sont médicamenteuses;* or, si les médicaments, pris lorsqu'on est malade, sont utiles au rétablissement de la santé, nous ne connaissons pas de meilleur moyen de se rendre malade, que celui de prendre des médicaments quand on se porte bien.

Pour se faire une idée de la facilité avec laquelle toute influence délétère, ou médicamenteuse peut être absorbée par la peau, on n'a qu'à réfléchir aux faits suivants : — Il suffit de toucher le linge ou le corps d'un individu atteint d'une maladie contagieuse, peste, petite vérole, etc., pour être immédiatement infecté de la même maladie.

Une trop grande quantité d'opium sur un cataplasme, appliqué sur quelle partie du corps que ce soit, peut empoisonner aussi bien que si l'opium avait été porté dans l'estomac, etc.

Les médecins savent, qu'un des meilleurs moyens d'introduire dans notre corps certaines substances, c'est de faire frictionner avec ces substances la paume des mains, et la plante des pieds.

Et qu'on ne dise pas, que dans les cosmétiques les substances médicamenteuses sont innocentes, ou en trop petite quantité pour produire de mauvais effets.

D'abord, nous ne connaissons pas de substances médicamenteuses complètement innocentes ; une substance n'est médicamenteuse qu'à la condition d'avoir la puissance de produire un changement dans l'organisme; et nous répétons, que chez l'individu *bien portant*, tout changement est *maladie*.

En second lieu, si la substance est en trop petite quantité pour produire un changement quelconque, à quoi bon l'employer ?

Dans les circonstances où l'eau ne suffirait pas pour débarrasser la peau des impuretés qui s'y sont attachées, on peut faire usage d'une légère dissolution de savon blanc; nous conseillons aussi l'eau dans laquelle on a fait bouillir un peu de son, ou bien de la mie de pain.

Enfin dans le cas, ou par suite d'un froissement quelconque, du contact des vêtements, ou d'un corps étranger, il s'agit de guérir une érosion légère, une petite écorchure, etc., on y parviendra d'une manière prompte et certaine, en bassinant la partie avec un peu d'eau dans laquelle on aura versé quelques gouttes de teinture *d'arnica*, 3 à 4 gouttes pour un grand verre d'eau. Le même moyen est excellent pour enlever, après s'être rasé, ce qu'on nomme le feu du rasoir.

A défaut de lotions générales, qu'on ne peut pas toujours faire chaque jour, il en est de partielles, qui sont absolument nécessaires; ainsi, les mains, le visage, la poitrine; enfin, toutes les parties du corps, que la poussière, ou le contact des corps étrangers peuvent souiller.

Les pieds seront lavés une à deux fois par semaine, mais on évitera en toute occasion de les laisser tremper trop longtemps dans l'eau; on aura soin aussi de les bien essuyer; les personnes à la poitrine délicate, doivent éviter tout particulièrement de conserver leurs pieds humides.

Après les lotions, nous devrions parler des bains, mais comme nous devons, à ce sujet, entrer dans quelques détails, nous y reviendrons après avoir dit les soins particuliers que la bouche, les cheveux, les ongles nécessitent.

Les dents sont à la fois un ornement quand

elles sont blanches et saines, et un instrument nécessaire à la digestion; puisque la mastication est la première préparation que doivent subir certaines substances alimentaires, avant d'entrer dans l'estomac.—L'habitude de prendre des choses très froides, immédiatement après des substances très chaudes, est une des principales causes de la perte des dents ; une autre cause non moins commune se trouve dans les coups d'air, fluxions, etc., c'est-à-dire dans le peu de soin que nous prenons, de nous garantir des brusques changements dans la température à laquelle nous sommes exposés : signaler ces deux causes, c'est indiquer les moyens de les prévenir. Enfin le tartre, espèce de concrétion salivaire qui s'attache autour des dents, en ternit l'émail, les déchausse, les noircit et les fait tomber ; les parcelles d'aliments qui restent quelque fois dans les interstices des dents, ou dans l'intérieur de celles qui sont creuses, ne tardent pas à se corrompre, et à exhaler une odeur insupportable pour toutes les personnes dont on est obligé de s'approcher, et très malfaisante pour soi-même; la salive viciée par un tel contact devient dans l'estomac la cause de mille désordres, rapports, vomissements, pesanteurs, mauvais goût, etc.

On prévient tout cela en tenant les dents dans un grand état de propreté ; à cet effet, on a soin de les rincer matin et soir, et de plus, après chaque repas. — Nous conseillons de rejeter toutes les eaux dentifrices, opiats, poudres composées, etc. — De l'eau pure, une brosse douce, et au besoin un peu de mie de pain brûlée, et réduite en poudre très fine, suffisent pour tenir les dents en parfait état de conservation. Tous les acides corrodent l'émail des dents ; les poudres diverses ont toutes l'inconvénient d'irriter les gencives, et nous répétons d'ailleurs ce que nous avons dit au sujet des cosmétiques.

Les cheveux doivent être peignés et brossés chaque jour; on ne doit faire emploi pour les lisser, d'aucune pommade odorante, ni d'huile parfumée; nous l'avons déjà dit, les odeurs, les parfums sont toujours nuisibles, mais surtout aux personnes chez qui le système nerveux est exalté, impressionnable, ou délicat: les maux de tête, migraines, névralgies, n'ont souvent d'autre cause que l'usage habituel de substances odorantes dans la toilette, et principalement dans les cheveux.—Lorsque les cheveux sont trop secs, qu'ils deviennent difficiles à démêler, ou lorsque pour toute autre cause l'emploi d'un corps gras est nécessaire, on fait une excellente pommade, avec de la moëlle de bœuf fondue au bain-marie, bien écumée, passée à travers un tamis assez fin, et battue ensuite avec un peu de vin blanc de Bordeaux.—Les dames ne doivent point nouer leurs cheveux trop serrés, et doivent avoir le soin de les dénouer avant de se coucher.

Enfin, les ongles tenus toujours très propres, ne seront coupés ni trop longs ni trop courts : —trop longs, ils deviennent un embarras; trop courts, ils ne protégent plus assez la pulpe des doigts, qui se relève et devient difforme. — L'habitude de racler ses ongles les prédispose à des maladies qui les font tomber, et celle de les mordre ou de les rogner avec les dents est vraiment dégoûtante.

Sous le rapport de l'hygiène, les bains peuvent être considérés comme des lotions générales, et nous pouvons leur appliquer ce que nous avons dit des lotions.

L'usage des bains se retrouve chez tous les peuples et dès les temps les plus reculés; il est évident qu'il a dû prendre naissance dans les pays chauds; et dans les contrées où l'ardeur du climat a rendu cet usage plus fréquemment nécessaire, le législateur a mis l'emploi des bains au nombre des pratiques reglées et ordonnées par la religion.

Les anciens Egyptiens, le peuple juif, faisaient grand usage des bains; chez ces peuples, on les prenait ordinairement en pleine eau, soit dans les rivières, soit dans les bassins construits exprès dans les jardins. — Avons-nous besoin de citer l'exemple de la fille de Pharaon, etc., etc.

Après le bain, les anciens frottaient leurs corps de certaines huiles; cette pratique avait pour but principalement, de mettre la peau à l'abri du contact de l'air, dans un moment où sa sensibilité se trouve augmentée; et peut-être aussi de prévenir l'épuisement qu'eut pu produire une trop forte transpiration, rendue plus facile encore par la dilatation des pores.

Il est d'autant plus probable, que ces onctions étaient faites pour préserver la peau de l'influence atmosphérique, que nous savons que certains peuples d'Afrique et d'Asie s'enduisent le corps de graisse ou de suif pour se garantir des trop fortes chaleurs; comme les *Samoïedes* et les *Groënlandais* s'enduisent d'huile de poisson pour se rendre moins sensibles à la rigueur de leur climat.

Chez les Grecs et chez les Romains, le bain ne fut d'abord, sans doute, qu'une saine pratique d'hygiène; mais à proportion que le luxe fît des progrès, les bains devinrent des pratiques de volupté raffinée. — Ce qui, premièrement, était un moyen d'entretenir et de fortifier l'organisme, devint un moyen de l'énerver ; ce qui devait servir à conserver la santé, fut employé à la détruire. Les Romains poussèrent la prodigalité et l'abus, jusqu'à leurs dernières limites ; des femmes comme Poppée, prenaient journellement des bains de lait d'ânesse ; et les hommes ne commençaient leurs orgies, que baignés dans des flots d'eau de senteur et d'huiles parfumées.

Les bains ont des effets différents, selon la température à laquelle on les prend, et selon leur durée.

Les bains hygiéniques ou de propreté seront pris à la température de 25 à 30 degrés centigrades, plus ou moins; les personnes fortes, énergiques, supporteront aisément un bain un peu plus froid, que ne le peuvent celles qui sont faibles et délicates; en général, il est bon qu'en se mettant au bain, on sente un léger sentiment de froid, que l'immersion fait bientôt disparaître. — Ce bain assouplit la peau, la débarrasse du résidu de la transpiration, et de la poussière qui en bouchent les pores et la salissent. — Prolongé pendant 30 à 40 minutes, il repose les membres, modère la circulation, calme les sens, et produit sur le système nerveux une douce et favorable détente. Après un bain tiède, il est nécessaire de se bien vêtir, et comme la sensibilité de la peau est plus grande encore à la sortie du bain, il faut éviter de rester exposé à l'air froid.

En été, le bain de rivière peut remplacer le bain tiède avec d'autant plus d'avantages, qu'il joint aux qualités de celui-ci, la propriété de donner de l'élasticité et de la fermeté à la peau.

Une précaution commune à tous les bains, c'est de ne les prendre que lorsque la digestion du dernier repas est terminée ; et de ne jamais entrer dans l'eau pendant qu'on est en transpiration.

En se baignant dans l'eau froide, il convient de plonger immédiatement, ou du moins de se mouiller la tête, afin d'éviter le refoulement du sang vers la poitrine et le cerveau, par suite de l'impression causée par la fraîcheur de l'eau sur les extrémités inférieures. Le bain froid doit être de moins longue durée que le bain tiède, à moins qu'on ne veuille nager; cet excellent exercice entretenant alors la circulation du sang et la chaleur vitale, qui sans cela s'affaibliraient promptement.

On peut se baigner encore dans la mer, mais le bain doit être dans ce cas de très courte durée, 4 ou 5 minutes seulement, et tout au plus jusqu'au second frisson.

Les bains de mer sont plus toniques que ceux de rivière; les enfants, les personnes jeunes et qui ont besoin d'être fortifiés s'en trouvent très bien.

Après un bain froid quel qu'il soit, il faut

s'essuyer, se vêtir promptement et faire un peu d'exercice; marche, promenade, etc., à pied, et assez vivement, jusqu'à ce qu'on s'aperçoive que la chaleur vitale a bien repris son équilibre.

Les bains très froids, les bains composés, les bains minéraux ou thermaux employés dans le traitement des maladies, ainsi que les bains de vapeurs, sont hors de notre sujet.

Les Russes s'enferment dans une étuve, puis tout bouillants ils se font verser de l'eau très froide sur le corps, ou vont se rouler dans la neige. Grâces à Dieu, dans nos climats, nous n'avons pas besoin de recourir à d'aussi violents moyens pour conserver notre santé, et nous pensons qu'il convient de laisser aux rudes peuples du Nord, leurs baguettes de bouleau; comme aux indolents et sensuels orientaux, le massage et les huiles parfumées...

CHAPITRE VII.

HABITUDES.

L'habitude, a-t-on dit, *est une seconde nature*, voulant exprimer par là, l'influence que l'habitude peut exercer sur nous.

L'*habitude*, devrait-on dire, *est un esclavage et une infirmité*.

Or, comme l'habitude ne peut s'entendre que de quelque chose de matériel, peut-il y avoir d'esclavage plus grossier, plus abrutissant, que celui qui nous lie à la matière ? et si nous réfléchissons que cet esclavage est volontaire, quelle idée devrons-nous avoir de celui qui s'y complaît?

L'habitude est une véritable infirmité; et notre pauvre humanité en a cependant bien assez qui sont inhérentes à sa nature, sans en créér de nouvelles.

« Je ne peux pas sortir sans ma canne, » dit le pauvre perclus; « Je ne peux pas sortir sans ma tabatière, » dit cet autre infirme : et tous les deux sont à plaindre; seulement nous savons que l'infirmité du boiteux ne dépend pas de lui, tandis que l'autre.... Au premier, il manque peut-être un peu de forces dans les jambes; au second, il en manque beaucoup dans la volonté.

Que de souffrances, que de chagrins pour soi et pour les autres, qui ne sont souvent, que la conséquence d'une habitude. Que par une cause quelconque, le thé vienne à manquer à celle-là, le café à celui-ci, le tabac à cet autre, etc....., entendez-les se plaindre, écoutez ce qu'ils souffrent, ils vous feront pitié; et cependant ni le thé, ni le café, ni le tabac ne sont absolument nécessaires à notre existence. Que de gens qui vivent très bien sans tout cela; c'est donc leur habitude qui cause toutes ces douleurs ; supprimez cette habitude et les souffrances n'existeront plus.

Un homme a contracté l'habitude d'aller au café, à l'estaminet; *il lui faut* son cigarre ou sa pipe, son verre de bière ou sa tasse de café, etc..... Sa position est aisée, la dépense peu considérable, il peut la faire sans nuire à qui que ce soit. — Mais les temps changent , un revers de fortune survient, on perd son emploi , l'ouvrage manque; c'est à peine si toutes les ressources suffiront à donner le plus strict nécessaire, à une pauvre femme, à de pauvres petits enfants, il n'en faudrait rien distraire. — Malheureusement l'habitude est là, impérieuse, elle commande; sourde, elle n'entend pas les petites voix qui demandent du pain; aveugle, elle ne voit pas les larmes silencieuses qui sillonnent ces joues pâles et amaigries; *il lui faut sa pipe*..... Oh ! maudite soit l'habitude qui peut faire souffrir la faim aux pauvres anges du bon Dieu , et mettre le désespoir au cœur des mères.

« Toutes les habitudes, dira-t-on, ne sauraient entraîner d'aussi graves conséquences.»

— *Toutes* les habitudes sont des sujétions, toutes entraînent ou peuvent entraîner des souffrances, l'homme raisonnable ne doit en contracter *aucune*.

Les véritables besoins de l'homme sont, providentiellement, en petit nombre; et plus nous saurons les réduire, plus nous acquerrons de liberté, plus aussi nous éviterons de douleurs.

Si dans l'état de santé, l'homme doit pouvoir user de tout ce que Dieu a mis dans son domaine, pour satisfaire ses goûts ou ses besoins, c'est à la condition de n'en jamais faire abus. Il est même certaines choses dont l'usage doit être excessivement restreint; cela a été dit déjà à l'article alimentation, pour le thé, le café, le vin, les liqueurs, etc.....

L'usage des boissons alcooliques conduit presque toujours à cet abus, et l'abrutissement en est la conséquence certaine. — Tout le monde connait les effets de cette déplorable habitude; le regard des malheureux dont elle a fait se proie, devient terne et sans éclat; leur démarche prend quelque chose de lourd et d'ignoble; leurs lèvres deviennent souvent pendantes et écumeuses; un tremblement convulsif agite tous leurs membres; et cet état général empire, jusqu'à ce qu'une inflammation de l'estomac ou des organes de la digestion, une attaque de paralysie ou d'appoplexie, un accès de folie ou la chute dans un fossé, viennent terminer prématurément, une existence inutile à tous, et souvent à charge même à l'être dégradé dont elle fait la honte.

Parmi les habitudes les plus répandues parmi nous, et parmi celles qui sont en même temps les plus nuisibles et les plus invéterées, se trouve l'habitude du tabac; soit haché ou en feuilles roulées, tabac à fumer ou cigarres; soit réduit en poudre, tabac à prises; ne citant que pour mémoire, le tabac à mâcher (à chiquer) dont les marins et quelques soldats font usage.

Le tabac fut importé en France par le sieur Jean Nicot, ambassadeur du roi François II, à la cour de Portugal, et offert par lui à Catherine de Médicis; la rareté de cette plante et les vertus qu'on lui attribuait, en faisant un cadeau, supposait-on, digne d'une reine.

Ce n'est ici la place, ni d'une histoire du tabac, ni d'une dissertation sur ses vertus médicinales; cependant, il faut savoir que cette plante est un poison narcotico-âcre très violent, dont l'effet se produit en même temps, sur le système cérébral qu'il frappe de stupeur, et sur les organes de la digestion dont il détermine l'inflammation.

La première fois qu'on fume du tabac, il est bien rare qu'on n'éprouve pas des nausées, des vomissements, des douleurs de tête, un abattement profond, enfin tous les symptômes de l'ivresse. Il est très vrai que ces accidents diminuent, et cessent même en partie, à mesure qu'on s'accoutume à l'usage du tabac; mais ses effets, pour être moins violents, n'en sont pas moins nuisibles à la longue. — Qu'on interroge les fumeurs, tous seront d'accord pour reconnaître que c'est précisément l'action du tabac sur le cerveau, l'espèce d'étourdissement stupéfiant qu'il produit chez les uns, l'espèce d'excitation vague qu'il produit chez les autres, qui rend si difficile l'abandon de cette habitude. — Or, ce ne saurait être impunément que l'organe essentiel à la manifestation de l'intelligence, se trouve ainsi soumis à l'action continue d'une substance qui agit directement sur lui, comme les autres narcotiques, l'opium, la jusquiame, les boissons fermentées, etc... Aussi remarque-t-on chez les grands fumeurs, la plupart des accidents ordinaires chez les grands buveurs. Au surplus, il est bien rare que l'habitude de fumer ne conduise pas à l'habitude de boire; l'un ne va guère sans l'autre.

Chez quelques personnes, la fumée du tabac produit une espèce d'excitation joyeuse, qu'on peut comparer à l'excitation par laquelle l'ivresse commence; et vraiment, c'est bien de l'ivresse; or, lorsque la réaction arrive, cette activité factice fait place à un embarras, à une pesanteur, qui rendent bientôt le stimulant de plus en plus nécessaire.

On a déjà fait la remarque, que depuis que notre atmosphère est empoisonnée par la fumée de *l'herbe de Jean Nicot,* « l'esprit ne court plus aussi lestement dans nos rues. »

Comment pourraient deviser vivement entr'eux, des individus qui n'osent desserrer les dents, de peur de laisser tomber le goulot de l'alambic dans lequel ils distillent eux-mêmes leur poison? — et qui sont tellement absorbés par leur opération, qu'ils n'aperçoivent, ni le cancer des lèvres de leurs voisins (si commun chez les fumeurs); ni les affections cérébrales, les attaques d'apoplexie, les tremblements nerveux; ni les irritations d'estomac et de poitrine qui les menacent; ni tant d'autres maladies qui deviennent de plus en plus communes, à mesure que la manufacture des tabacs active sa production.

Faut-il mentionner encore la désagréable puanteur qu'apporte avec lui le fumeur d'habitude? — Son haleine est repoussante, ses cheveux, ses habits répandent autour de lui une odeur des plus nauséabondes, etc...

Avant que les gouvernements eussent imaginé d'exploiter ce poison en grand, et d'en faire une source considérable de revenus, on a cherché, et beaucoup plus moralement, à notre avis, les moyens d'en interdire ou du moins d'en resteindre l'usage.

Ni les rois, ni les sultans, ni les papes, (car tous l'ont essayé), n'ont pu y parvenir.

Une seule puissance au monde, pouvait, et

peut encore, quand elle le voudra, arrêter le mal et le guérir radicalement; cette puissance, c'est la puissance qui commande à la mode, *c'est la femme.*

La mère par sa tendresse, par de douces remontrances, peut obtenir, elle a le droit de l'exiger, que les organes si délicats de son jeune enfant, ne soient soumis, ni directement, ni indirectement, à l'action délétère du tabac.

La jeune fille ne sait-elle donc plus son influence et ses droits? ne sait-elle pas le pouvoir inhérent à l'affection que lui donnent ses frères, et à la douce et gracieuse autorité dont elle peut étendre le sceptre autour d'elle?

La femme enfin, jeune ou âgée, *si elle est restée femme*; c'est-à-dire, si elle a conservé les grâces de l'esprit et du cœur, la délicatesse, le tact qui sont les attributs de son sexe, la femme, disons-nous encore, peut tout. Et à un an de date du jour où elle aura décidé, qu'on ne sera reçu chez elle, qu'on ne sera admis près d'elle, qu'à la condition, bien naturelle certes, de ne plus l'empoisonner, la régie peut fermer ses magasins.

Mais il faudrait que les femmes voulussent; et peut-on l'espérer lorsqu'on les voit tolérer si complaisamment cette détestable habitude? et lorsqu'on en voit même beaucoup prendre du tabac en poudre! sans réfléchir sans doute, que si la fumée du tabac a une action sur le système cérébral, le tabac en poudre n'en a pas une moindre; et que tout aussi bien que les fumeurs, les priseurs se prédisposent volontairement aux attaques d'apoplexie, à la faiblesse nerveuse, à la perte de la mémoire, à l'imbécilité et à toutes les autres conséquences de l'action repétée d'une substance narcotique sur le système nerveux : sans se douter peut-être, que l'odeur âcre qu'elles répandent autour d'elles, est aussi désagréable que l'atmosphère empestée dans laquelle vit le fumeur et qu'il apporte avec lui.

Il faut vraiment, que les deux sexes tiennent bien peu l'un à l'autre, pour ne pas s'être interdit mutuellement, et depuis longtemps, d'aussi dégoûtantes habitudes.

CHAPITRE VIII.

PASSIONS,

LEUR INFLUENCE SUR LA SANTÉ, ET SUR LA BEAUTÉ.

Toutes les règles, tous les préceptes de l'hygiène ne sauraient suffire à nous préserver des maladies, si nous ne savons, en même temps, mettre un frein à nos passions, et nous tenir en garde contre leurs séductions, en réfléchissant aux désordres qu'elles produisent.

Bien que personne ne puisse expliquer comment s'exerce cette action de l'âme sur le corps, elle est tellement manifeste, qu'on ne saurait la mettre en doute.

Tous les médecins le savent, les passions tristes, comme l'avarice, la jalousie, l'envie, la haine prédisposent aux affections de l'estomac, du tube digestif et du foie; ainsi aux gastrites, aux enterites,à la jaunisse,etc.La colère, l'emportement, sont extrêmement nuisibles aux individus sanguins, chez lesquels ils peuvent déterminer des congestions cérébrales, attaques d'apoplexie, etc. Et chez les individus d'un tempérament bilieux, prédisposés aux maladies du foie, l'ictère ou jaunisse n'est bien souvent que la suite d'un accès de colère.

L'ambition prédispose aux maladies du cœur; c'est aux époques où règne la fièvre de la domination et de la fortune, que les anévrismes sont les plus communs.

Il n'est pas jusqu'aux passions tendres et affectueuses, qui ne puissent, si elles ne sont modérées par une juste raison, occasionner de graves désordres ; nombre de maladies de poitrine n'ont pas eu d'autre cause déterminante.....

C'est à d'autres plus éloquents que nous,

d'indiquer et de donner les moyens de combattre nos passions; nous devons nous borner, nous, à signaler les maux physiques qu'elles engendrent, et encore les bornes de ce manuel ne nous permettent-elles de le faire que bien sommairement.

Nous avons déjà dit que la santé est l'état normal de notre organisme; or, la beauté est, à son tour, l'état normal de la forme sous laquelle cet organisme a été créé. — D'où il suit, qu'il est très-rationnel, que nous cherchions dans l'hygiène les moyens de conserver l'une et l'autre.

C'est pour cela qu'après avoir parlé de l'effet des passions sur la santé, nous ne saurions omettre de montrer, dans quelle dépendance des affections de l'âme, se trouve la beauté.

L'expression de notre visage, et la forme même de nos traits, indiquent nos sensations morales les plus ordinaires.

Quand un enfant pleure de colère, tous ses traits grimacent, sa bouche s'étire et se déforme, ses sourcils se contractent, ses yeux se plissent ou sortent de la tête, si on le regarde attentivement en ce moment, on le trouvera hideux. Qu'on l'examine au contraire quand il joue sur les genoux de sa mère, quand il lui sourit, quand il lui rend ses caresses, quelque chose d'angélique est répandu sur sa physionomie, et quels que soient ses traits d'ailleurs, on le trouvera beau.

Ce que nous venons de citer pour la colère ou la joie, chez un enfant, existe pour toutes les sensations de l'âme, et chez tous les hommes : le premier miroir peut nous en donner la certitude. Les sensations bonnes et douces embellissent, celles qui sont mauvaises ou trop violentes, enlaidissent.

Fugaces d'abord comme nos sensations elles-mêmes, l'expression du visage, la modification des traits, disparaissent avec la cause qui les avait produites. — Mais, ainsi que l'a dit un célèbre physiognomoniste : « Un trait » agréable, mille fois répété, s'imprime dans » la figure et lui donne un trait de beauté » permanent.» — «Un trait de laideur, mille » fois répété, s'imprime dans la figure et lui » donne un trait permanent de laideur. »

« Beaucoup de ces traits agréables sur la

» physionomie d'un homme, donnent, réunis » (toutes les autres circonstances étant égales), » une belle figure, comme beaucoup de traits » laids, une figure laide.»

Ainsi, nous pouvons dire en résumé, que la santé, est le résultat de l'observation des lois morales et des préceptes de l'hygiène.

Et la beauté, le résultat de l'union des douces et nobles affections de l'âme avec la santé.

DEUXIÈME PARTIE.

CHAPITRE I.er

ENFANCE.

En outre des préceptes d'hygiène qui s'adressant à tous, sont d'une application absolue, il en est d'autres qui sont particuliers, soit à l'âge, soit au sexe, soit à la condition des individus. — Les limites que nous nous sommes tracées, ne nous permettant pas d'étudier chacun de ces préceptes séparément, nous avons essayé de les rassembler par groupes dans ces quatre divisions : enfance, adolescence et nubilité, jeunesse et âge mur, déclin et vieillesse.

ENFANCE.

Les soins hygiéniques de la première enfance, se bornent presqu'à des soins de propreté; mais cette propreté doit être très minutieuse, et doit s'entendre non seulement du corps de l'enfant, mais de tout ce qui sert à son usage ou qui l'entoure. — Pour l'enfant, des lotions complètes une fois le jour, et des lotions partielles aussi souvent que besoin sera. Dans les premiers temps, et en hiver, on se servira d'eau tiède, et ce ne sera que petit-à-petit qu'on arrivera à n'employer que de l'eau froide; nous ne saurions être partisans de cette pratique, qui consiste à plonger brutalement les jeunes enfant dans un bain froid; nous pensons que ces brusques transitions de température doivent avoir une action meurtrière sur des organes aussi délicats, et si quelques enfants très robustes, résistent à de pareilles secousses, il en est certainement un bien plus grand nombre qui s'en trouvent très mal.

Les lotions, le fréquent changement de linge,

l'attention de ne se servir une seconde fois des langes et des drapeaux, qu'après les avoir lessivés, préviendront les rougeurs, les petites excoriations qui surviennent dans le pli des chairs des enfants qui ont beaucoup d'embonpoint. Si elles n'ont pu être évitées, on se contentera de les saupoudrer simplement avec une poudre absorbante, non médicamenteuse, comme la poussière de vieux bois passée dans un tamis très fin. L'usage de corps gras, pommades, etc., ne saurait avoir que des résultats nuisibles.

Les vêtements des petits enfants seront doux, assez chauds, et très larges; l'absurde méthode de les lier en fagot, commence heureusement à être abandonnée ; l'enfant doit être maintenu dans son berceau, et non pas mis à la torture.

Les indispositions des petits enfants nécessitent les soins d'un médecin tres prudent, et délicat observateur ; on doit les médicamenter le moins possible. Et si les nourrices avaient l'attention de ne pas donner le sein, soit après une longue promenade, au tout autre exercice fatiguant, soit immédiatement après le repas; si elles évitaient les aliments de trop difficile digestion, ceux qui contiennent de l'ail ou des ognons, poirreaux, etc., les aliments trop épicés; les émotions vives, les excès de toute sorte; un peu d'eau d'orge légèrement sucrée, suffirait pour appaiser et guérir presque toutes les souffrances des nourrissons.

Le lait doit être la seule nourriture de l'enfant jusqu'au quatrième ou cinquième mois, et la partie principale de son alimentation jusque vers la fin de la première année.

C'est dans le lait de sa nourrice, c'est dans les impressions qu'il va recevoir sur ses genoux, que se trouvent les fondements de la constitution physique et morale du jeune enfant. — Si par une cause quelconque, le lait n'est pas bon, qu'il soit trop clair ou trop épais, acre ou sans saveur, non seulement la santé de l'enfant en sera actuellement compromise, mais le préjudice qu'elle en recevra pour l'avenir, ne sera que trop souvent irrémédiable. De même si par malheur, l'enfant ne trouve pas dans les bras de sa mère, ou de celle qui la remplace, l'affection, les tendres caresses qui dilatent le cœur, la patiente douceur que sa faiblesse et ses besoins lui rendent si nécessaire; si de doux et tendres regards ne viennent souvent provoquer son sourire; si, loin d'être l'objet d'une sollicitude aussi éclairée qu'affectueuse, il n'est qu'un jouet soumis à tous les caprices; repoussé, rudoyé quand il souffre, et qu'il aurait besoin de caresses; choyé, carressé, quand à son tour, il est capricieux ou obstiné; son caractère deviendra sombre, sournois, méchant, cruel, et il fera souffrir aux autres plus tard, ce qu'il aura souffert lui-même.

Nous avons dit que jusqu'au cinquième mois environ, le lait doit être la seule nourriture de l'enfant; les premières dents percent ordinairement à cette époque, et ce phénomène ainsi que la salivation qui l'accompagne, nous avisent que bientôt une nourriture plus substantielle va devenir nécessaire, il faut donc par gradation, accoutumer l'estomac à ce changement; pour cela on donne d'abord des panades légères, des bouillies bien cuites, puis des soupes, etc. Bientôt encore on pourra donner à l'enfant qui porte déjà la main à sa bouche, une croûte de pain rassis qu'il s'amuse à sucer; cette croûte de pain remplace avec avantage les hochets qu'on lui donne à mordre, sous prétexte d'aider à la sortie des dents.

Si l'enfant est nourri au biberon (ce que nous ne conseillons que dans les circonstances où il est impossible de faire autrement), on emploira du lait de vache fraîchement trait, coupé d'abord avec moitié d'eau d'orge perlé, en diminuant graduellement l'eau d'orge, sans cependant donner le lait pur, jusqu'à l'époque où l'enfant peut prendre quelques autres aliments.

Les deux dents incisives du milieu de la mâchoire inférieure percent les premières, vers le cinquième au sixième mois, ainsi que nous l'avons dit. Environ trois semaines après, paraissent les dents correspondantes de la mâchoire supérieure; puis viennent les incisives latérales, puis les canines (œillères), toujours, ou presque toujours en commençant par les inférieures. Enfin, viennent les petites molaires au nombre de huit; quatre de chaque côté, deux en haut et deux en bas, ces vingt premières dents sont complètes vers deux ans et demi ; on les nomme dents de lait, ce sont celles qui sont destinées à tomber plus tard.

Ce serait aller au-delà de notre sujet que de raconter tous les phénomènes de la dentition, ce qui précède suffira à faire comprendre ce qui nous reste à dire sur les jeunes enfants.

Lorsque les huit incisives ont paru, le temps est venu de cesser l'allaitement; l'enfant devenu plus fort, a besoin de plus de sucs nutritifs qu'il n'en peut trouver dans le lait de sa nourrice, et déjà, accoutumé peu à peu à des aliments plus substantiels, son estomac est apte à les digérer : on lui donne donc des soupes, des potages à la viande, mais bien dégraissés, on lui permet de sucer un peu de viande blanche, un petit os de volaille, etc., observant toujours la même gradation jusqu'à ce que toutes les dents ayant percé, il ne faille plus prendre d'autres précautions, quant à sa nourriture, que d'éviter les substances excitantes ou de trop difficile digestion, et veiller à ce que son petit estomac ne soit pas trop surchargé.

Il est de règle qu'on peut donner à un enfant de quatre ans, presqu'autant de nourriture qu'il en demande, quand ce ne sont pas des friandises; car pour tout ce qui est bonbons et gâteaux, non seulement nous recommandons la plus grande modération, mais encore, nous engageons les mères à ne jamais en donner à leurs enfants, principalement dans le premier âge. — Mais si un enfant demande du pain, c'est qu'il a faim, qu'on le laisse manger; il vaut mieux d'ailleurs multiplier les repas des enfants, leur en laisser faire quatre ou cinq par jour, que deux ou trois qui seraient trop copieux.

Les petits enfants ont besoin de beaucoup de sommeil; dans les premiers jours, ils dorment au moins vingt heures sur vingt-quatre. A mesure qu'ils avancent ils dorment moins, et vers l'âge de quatre ans, douze heures de sommeil leur suffisent.

Pour que le sommeil soit favorable à la santé, il faut qu'il soit naturel; c'est dire que nous repoussons l'emploi de tous les moyens matériels qu'on met en usage parfois, pour le provoquer. — En premier lieu, nous défendrons formellement tous les sirops, toutes les potions contenant des narcotiques, opium, laudanum, sirop de pavot, thridace, etc. — Toutes ces substances sont de véritables poisons, et prédisposent les enfants à ces terribles affections cérébales, qui chaque jour font tant de victimes parmi ces jeunes êtres; le berçage a aussi l'inconvénient de déterminer une espèce de congestion sanguine vers la tête, d'autant plus dangereuse, que l'enfant étant plus jeune, ses organes sont plus délicats. — Dans les premiers jours après la naissance, le sommeil doit être le résultat de l'espèce de bien-être qu'éprouve l'enfant, quand une douce chaleur l'environne, quand tout est calme autour de lui, et que les besoins de son petit estomac sont satisfaits. — Plus tard, le sommeil sera le repos nécessaire aux organes des sens, après une période d'action convenablement réglée; et si dans ce temps aucun trouble n'existe dans les organes de la digestion, on n'aura rien à faire pour rendre ce sommeil calme et réparateur.

A proportion que les enfants grandissent, l'exercice leur devient de plus en plus nécessaire. On a défini l'homme, *une intelligence servie par des organes ;* il importe donc que les organes acquièrent les forces et l'énergie nécessaires à l'accomplissement de leurs fonctions : or, nous avons montré dans la première partie, que cette force et cette énergie ne pouvaient s'acquérir que par l'exercice. — Rien donc ne saurait être plus contraire à la santé des enfants, et au but qu'on se propose, que de les obliger à rester dans l'inaction des heures entières.

Jusqu'à l'âge de sept à huit ans, *tout* doit être jeu pour les enfants; et ce n'est jamais impunément qu'on détourne, pour les employer à des études abstraites, des forces dont la nature a besoin pour le développement de ces jeunes organes.

Tous ces petits enfants qui sont cités comme des prodiges, et qui savent à sept ans ce qu'on ne doit savoir qu'à vingt, nous font l'effet de ces plantes en serre chaude, qu'on épuise pour leur faire produire, *hors de saison*, des fruits qui n'auront jamais, ni la saveur, ni les qualités de ceux venus naturellement.

Jusqu'à l'âge de sept à huit ans, un enfant ne devrait connaître d'autre précepteur que sa mère; c'est à celle-ci à lui apprendre les doux noms de Dieu et de *Marie*, et ces quelques mots du cœur que les anges emportent au ciel, pour les répandre ensuite en rosée bénie sur la terre. — C'est elle qui par ses caresses et son doux amour doit lui faire aimer Dieu; c'est par elle qu'il doit apprendre à craindre sa justice, et à espérer en son indulgence.

C'est sur les genoux de sa mère qu'il apprendra combien il est doux d'avoir des frères, et de pouvoir partager avec eux ce qu'on possède.

Et c'est en voyant sa mère heureuse de son bonheur, qu'il comprendra le bonheur qu'on trouve à rendre les autres heureux.

Et l'enfant qui atteindra fort et robuste, l'âge de sept à huit ans, qui portera dans son cœur les germes de religion et de vertu déposés par une tendre mère, aura bien employé ses premières années.

De huit à quatorze ans les études commencent et se poursuivent. — Que le choix des directeurs de ces études, soient le sujet de la juste sollicitude des parents. — Que l'établissement, où seront placés les enfants, réunisse toutes les conditions dont nous avons parlé à l'article habitation. — Que l'alimentation y soit saine et abondante, sans recherche. — Que les exercices intellectuels soient interrompus fréquemment et dans une juste mesure, par les exercices du corps. — Qu'une surveillance incessante, empêche la corruption du dehors d'arriver à ces jeunes âmes. — Enfin, que la bonté, la douceur, et la fermeté, se partagent l'empire qu'un bon père, qu'une tendre mère résignent momentanément entre des mains étrangères; auxquelles une mission sainte est dévolue, celle de faire de ces enfants, des hommes capables de remplir les devoirs qui nous incombent à tous, envers Dieu, envers nos frères, envers notre patrie, et envers nous-mêmes.

CHAPITRE II.

ADOLESCENCE.

De quatorze à dix-huit ans, une transition s'opère de l'enfance à la jeunesse ; un peu plus tôt chez la femme, un peu plus tard chez l'homme. Cet état qu'on nomme adolescence, nubilité, s'annonce par des signes différents dans les deux sexes.

Un accent rauque et voilé dans la voix, auquel succède un timbre à la fois grave et sonore ; un léger duvet sur la lèvre supérieure et autour du menton, sont, chez l'homme, les signes les plus apparents de la métamorphose qui s'accomplit.

Chez la femme, les formes s'arrondissent, les traits du visage quittent l'expression enfantine qu'ils avaient jusque là, pour prendre celle de la réserve et de la timidité ; un changement léger s'opère aussi dans la voix. Des signes certains annoncent d'autre part, qu'une transformation morale accompagne la transformation physique qui s'opère ; la gaîté, le besoin d'expension, font place à une tendance aux vagues rêveries, au désir de la solitude ; tout fatigue la jeune fille, tout l'ennuie ; elle devient irritable ou morose, et sans aucun sujet on voit les pleurs innonder son visage, etc. En même temps, et par fois, le goût se déprave, elle se cache pour manger des substances qui non seulement ne sont pas alimentaires, mais qui le plus souvent sont nuisibles à la santé. Elle éprouve aussi des maux de tête, des vertiges, des palpitations ; le sommeil est agité et troublé par des rêves ; les hanches, les reins, les membres deviennent quelquefois le siége de douleurs plus ou moins vives, etc... Enfin une révolution particulière s'opère, et son retour régulier de mois en mois, sera désormais l'un des signes les plus certains de la santé de la jeune fille.

Les souffrances qui précèdent ou accompagnent la nubilité, nécessitent rarement une médication proprement dite ; de l'exercice, quelques bains tièdes, le soins d'éviter les refroidissements et toutes les vives émotions, suffiront presque toujours, à faire franchir sans encombre le passage de l'enfance à la jeunesse.

Tandis que l'enfance était prédisposée aux affections cérébrales, au rachitisme; on observera que chez les adolescents et les jeunes gens, ce sont les congestions sanguines, les hémorragies, les affections de poitrine qui dominent.

Dans l'adolescence comme à tout âge, la plus exquise propreté sera d'abord la base de l'hygiène.

La nourriture des jeunes gens sera copieuse, sans être jamais stimulante ou excitante, ainsi les épices et les aromates seront sévèrement proscrit de leur régime alimentaire. Les repas seront assez multipliés, quatre repas valent beaucoup mieux que deux ; ils doivent être distribués de manière à ce que le repas du soir soit un des plus légers ; nous attachons beaucoup d'importance à ce que rien ne puisse troubler le sommeil des adolescents.

Les boissons ordinaires pendant les repas seront l'eau pure, l'eau rougie avec un peu de vin, la très petite bière. Le vin trempé d'eau conviendra de préférence aux individus lymphatiqnes, un peu mous ; et la petite bière à çeux d'un tempérament sec, irritable ou emporté. Le vin pur ne doit jamais être donné qu'avec beaucoup de circonspection ; et le thé, le café et les liqueurs spiritueuses, doivent être complètement défendus.

On se souviendra que les affections de poitrine, que nous avons dit si menaçantes pour la jeunesse, se déclarent la plupart du temps, à la suite de transpirations brusquement supprimées, on veillera donc à ce que les jeunes sujets soient convenablement vêtus, selon la saison ; à ce qu'après un exercice violent, ils ne restent pas exposés à des courants d'air frais ; à ce qu'ils ne prennent point dans ce moment, des boissons trop froides ou en trop grande quantité.

Les vêtements des deux sexes, seront tenus assez larges pour ne pas gêner les mouvements ; les jeunes filles éviteront les corsets trop serrés, dont les inconvénients généraux, signalés déjà dans la première partie, sont plus graves encore à cet âge, qu'à celui où le corps est tout à fait formé.

Nous insisterons plus que jamais sur la nécessité des exercices corporels ; certes, nous ne demandons plus que tout soit jeu pour les jeunes gens, mais nous voulons que le jeu tienne encore assez de place dans l'emploi de leur temps, pour que l'exercice des facultés intellectuelles n'arrive jamais jusqu'à la fatigue. Nous avons déjà dit, que les organes se fortifient par une succession habilement ménagée, d'intervalles d'action et de repos ; qu'un travail trop prolongé et un repos trop long, leur sont également nuisibles. Nous ajouterons que la constitution physique et intellectuelle des jeunes gens, devrait être le sujet d'une étude spéciale, de la part de ceux qui sont chargés de les diriger. Sachant alors que plus un organe est faible ou délicat, plus il a besoin d'être exercé souvent ; mais que la difficulté ou la fatigue de cet exercice, et son temps de durée, doivent être d'autant moindres que l'organe a moins de forces ; ils agiraient alors un peu plus rationnellement, qu'on ne le fait dans certaines institutions, où l'on prétend soumettre à une règle de fer, les constitutions les plus diverses et les plus opposées.

Les exercices du corps sont nécessaires aux deux sexes ; nous insistons d'autant plus, qu'à l'égard des jeunes filles principalement, ce précepte est trop souvent oublié, et sous le prétexte de leur faire acquérir des talents d'agrément, sans perte de temps d'ailleurs pour leurs études sérieuses, on emploie près d'un piano, près d'une table de dessin, les heures qui devraient être consacrées à promener, courir, sauter, jouer au volant, ou à tout autre exercice actif. Cependant, si les premières années de l'adolescence ne sont pas employées à développer les muscles, à établir les bases d'une bonne et forte santé, l'occasion ne s'en représentera plus ; une réserve naturelle, va bientôt interdire à la jeune fille les jeux qui nécessitent les mouvements les plus grands et les plus vifs, c'est-à-dire les plus salutaires; et si toutes les fonctions ne sont pas déjà régularisées, si les organes de la digestion et de la circulation du sang, n'ont pas acquis l'énergie nécessaire à l'accomplissement de leurs fonctions, c'est en vain qu'on ira demander à la science, qui ne peut pas les donner, des forces que la nature offrait si libéralement, et qu'on n'aura pas voulu prendre.

Or, nous redisons ici ce que savent toutes les mères de famille; *la santé d'une femme est un des éléments de son bonheur...*

Le lever et le coucher des jeunes gens doit avoir lieu de bonne heure; les lits pour l'un et l'autre sexe, ne seront jamais trop mous; les matelats de crin seront préférés à ceux de laine; on ne fera jamais usage, pour eux, de lits de plume, ni d'édredons; les couvertures suffisantes pour préserver du froid, ne seront ni trop chaudes ni trop lourdes; enfin comme règle générale, les jeunes gens doivent quitter leur lit le matin, dès qu'ils sont éveillés.

L'adolescence est l'époque de la vie où le tempérament se forme, tels nous sortons de cette période et tels nous resterons désormais;

c'est aussi, avons-nous dit, l'époque où commencent le plus souvent les affections de poitrine : — On conçoit dès lors de quelle importance il est, qu'une surveillance incessante vienne préserver les jeunes gens de toute cause d'affaiblissement ou de dégradation. Cette surveillance doit être de tous les instants, et cependant, elle doit être exercée avec tant de prudence, que ceux qui en sont l'objet ne puissent attribuer à une tracassière inquisition, ce qui n'est et ne doit être, que la sollicitude d'une affection profonde et éclairée.

On évitera pour les adolescents des deux sexes, les veillées, les réunions trop nombreuses, celles où l'on est exposé à rencontrer des gens à conduite peu réservée ou suspecte ; enfin les bals, les spectacles et tous les lieux où l'imagination et les sens peuvent être éveillés ou excités.

Si chez les enfants, l'âme, le cœur, sont une pâte ductile qui reçoit toutes les empreintes, ces empreintes peuvent être presqu'aussi facilement effacées qu'elles sont produites ; il n'en est pas de même pour l'adolescence ; ici la matière se durcit chaque jour, on peut encore y graver, mais les traces ne s'en effaceront plus. Il en sera pour le cœur et l'âme, ce que nous avons dit pour le corps, tels ils sortiront de cette période, tels ils resteront toujours.

A cette heure des impressions profondes, on ne saurait prendre trop de précautions pour conserver chez les jeunes gens, cette naïve et innocente fraîcheur de l'imagination (si favorable d'ailleurs à la santé), qu'un souffle peut ternir et que rien ne peut rendre ensuite. Plus avides de sensations que de connaissances, l'un et l'autre sexe recherchent les romans, les nouvelles, les histoires tendres et sentimentales; et ce ne sera pas trop d'une vigilance continuelle, pour les empêcher de boire à cette coupe empoisonnée, dont tant d'écrivains à l'envi, s'efforcent d'emmieller les bords. On ne saurait, nous le répétons, prendre trop de précautions contre cette peste, dont les désastreux résultats ne se montrent, malheureusement que lorsqu'il n'est plus temps d'y remédier. — C'est là que le plus souvent, les jeunes gens perdent leur innocence et leurs forces ; et nombre d'affections nerveuses, telles que l'épilepsie ou l'hystérie chez les jeunes filles, ont eu pour cause déterminante, la vive émotion produite par la lecture d'un roman.

Contre le danger que nous venons de signaler, un des meilleurs préservatifs sera toujours la religion, qui en inspirant un profond amour pour tout ce qui est innocence et vertu, ne laissera point éclore la curiosité de ce qui est mauvais et vicieux. Puis le goût que des professeurs intelligents, auront su inspirer à leurs élèves pour des études sérieuses ou artistiques, l'attrait qu'ils auront su donner à d'honnêtes et sages délassements, dont la combinaison ne laissera place ni à l'ennui ni à l'oisiveté. Enfin la confiance que parents et professeurs auront su inspirer.

Heureux alors les jeunes gens qui sauront reconnaître dans ceux qui sont chargés de les diriger, leurs vrais amis et leurs plus sûrs conseillers.

CHAPITRE III.

JEUNESSE. — AGE MUR.

Le temps des études passe, l'heure vient de faire usage des richesses acquises au prix de plusieurs années de travaux assidus.

Sous les auspices d'une sage et bienveillante expérience, les jeunes gens ont fait leurs premiers pas dans le monde, ils ont pris leur rang dans la milice humanitaire; les droits qu'ils ont eu jusqu'à ce jour, font place à de rigoureuses obligations. Ils doivent compte à la société, à l'humanité et à Dieu, des dons qui leur ont été répartis; forts, ils doivent être la protection des faibles; intelligents, savants, ils doivent être les guides de ceux que la Providence a moins favorisés. Et c'est pour accomplir ces devoirs, qu'il y a obligation pour eux, de conserver l'intelligence, la force et la santé, sans laquelle ils ne pourraient être utiles à leurs frères.

Nous renfermant dans notre sujet, et passant rapidement en revue les préceptes hygiéniques qui leur sont utiles. Nous ne répéterons pas ce que nous avons déjà dit au sujet de l'habitation, nous n'avons rien de particulier à ajouter à ce chapitre; ainsi qu'à celui des vêtements.

Dans la jeunesse, les bains de temps en temps, à la température de 20 à 25 degrés centigrades, les bains de rivière en été, seront un excellent moyen de conserver la santé, et d'augmenter l'énergie de tous les organes; on sait d'ailleurs qu'on ne doit faire usage des bains, qu'avec certaines précautions; ainsi, on ne les prendra, ni pendant la digestion, ni lorsqu'on est en transpiration; les femmes éviteront aussi les bains frais, ou froids, à certaines époques.

Nous ne serons pas aussi sévères pour l'alimentation que dans les chapitres précédents ; dans l'âge mur, l'homme doit pouvoir user de tout, mais seulement en observant, bien entendu, les régles d'une sage tempérance.

Dans la jeunesse particulièrement, on sera très-sobre dans l'usage des boissons stimulantes, comme le café; des boissons fermentées, comme le vin, la bière, le cidre, etc.; et des liqueurs spiritueuses; pour ces dernières, ainsi que pour le thé et le café, nous engageons les jeunes femmes, et les jeunes gens d'un tempérament nerveux, ou impressionnable, et d'une constitution délicate, à s'en priver tout-a-fait.

L'alimentation doit être en rapport avec la déperdition des forces de chaque jour. — L'ouvrier des champs ou des ateliers dans lesquels on fait emploi d'une grande force musculaire; l'homme qui marche, ou qui agit beaucoup, ont besoin d'une nourriture plus abondante et plus énergique, que l'ouvrier à l'aiguille, et l'homme de cabinet. Ce dernier doit apporter un soin particulier à son alimentation; régle générale, moins on fait d'exercice, plus la nourriture doit être légère et de facile digestion, la goutte, les congestions sanguines, et l'apoplexie sont les conséquences infaillibles de l'oubli de ce précepte.

C'est dans la jeunesse qu'il faut éviter avec soin de se créer ces habitudes, ces besoins factices, qui peuvent devenir plus tard la cause de souffrances réelles, pour soi et pour les autres. Moins on a d'*habitudes*, plus on a de véritable indépendance. — Que de gens cependant, qui crient après la liberté, et qui n'ont seulement pas l'énergie de se soustraire à l'esclavage de la moindre, de la plus mauvaise de leurs habitudes; qui trouvent absurde l'obéissance à quelqu'autorité que ce soit, excepté à celle de ce tyran qui réclame chez eux, son tabac ou son café.

Nous avons dit la nécessité de l'exercice pour tous; et plus les occupations d'un homme sont sérieuses, plus elles exigent d'application ou d'efforts intellectuels, plus l'exercice lui sera nécessaire; et l'exercice en plein air, celui qui nécessitant des mouvements actifs, comme la marche, la chasse, l'équitation etc., active la circulation du sang, et facilite les fonctions de l'estomac et des intestins. Chacun sait que les douleurs de tête, les mauvaises digestions, et la constipation, sont les conséquences d'un travail de cabinet, ou d'études trop prolongées.

Chez l'homme jeune et robuste, le sang semble bouillir dans les veines, les forces vitales sont dans un état de fermentation permanente; à voir l'ardeur avec laquelle il les prodigue en toute occasion, on dirait qu'il craint de ne pouvoir jamais en épuiser la source. C'est l'âge des sentiments généreux, des grandes et nobles entreprises, de celles surtout qui présentent des difficultés à surmonter, ou des dangers à courir et à braver. Mais c'est l'âge aussi des imprudences et des emportements; et parmi les passions qui entraînent la jeunesse, les unes la conduiront au dégoût, au marasme, à l'épuisement, à la phthisie; les congestions sanguines, les affections qu'on nomme inflammatoires seront la conséquence des autres, si elle ne sait les modérer.

A cette époque de la vie, les femmes doivent particulièrement soigner leur santé; et et sans parler des devoirs qu'elles ont à remplir comme mères, devoirs pour l'accomplissement desquels, il n'est pas trop de toutes leurs forces; elles doivent se souvenir que la santé est une condition essentielle de leur bonheur. Bien souvent, c'est dans le peu de soin qu'une femme prend d'elle et de sa santé, que se trouve la cause principale des désordres domestiques dont elle est la première victime.

Plus délicates, plus faibles que les hommes, d'un système nerveux beaucoup plus impressionnable, elles devraient prendre plus de précautions hygiéniques que les hommes; et cependant elles en prennent beaucoup moins. Aussi l'imprudence fait-elle chaque année, parmi les jeunes femmes, de nombreuses victimes.

Pour elles, nous répéterons, comme un avertissement sur lequel nous les engageons à méditer; que les corsets trop serrés empêchent la digestion, compriment les poumons et le cœur, et s'opposent ainsi au libre accomplissement de deux fonctions essentielles, la circulation du sang et la respiration.

Que les boissons très froides, (glaces, sorbets, etc.,) prises lorsqu'on est en transpiration; que la négligence de bien couvrir ses épaules et ses bras, quand on sort d'un appartement chaud; que le froid et l'humidité aux pieds, suffisent pour occasionner une fluxion de poitrine, ou un dangereux catarrhe.

Enfin, que les veilles et les fatigues; que l'usage habituel des épices ou aromates dans l'alimentation, ou des boissons stimulantes, comme le thé et le café; que l'abus qu'elles font des eaux de senteur et des parfums, produisent, en outre d'indispositions très fâcheuses, telles que le relâchement ou l'irritation de certains organes, la perturbation de certaines révolutions périodiques, les écoulements muqueux et les tiraillements d'estomac qui en sont les suites; produisent la plupart du temps, disons-nous, ou du moins déterminent, ces affections nerveuses, soit générales, soit partielles, qui rendent parfois, leur existence si douloureuse : affections que l'art guérit bien rarement, et dont il leur serait si facile, avec un peu de prévoyance et de raison, de se préserver.

CHAPITRE IV.

DÉCLIN. — VIEILLESSE.

De quarante-cinq à cinquante ans chez la femme, de cinquante à cinquante-cinq ans chez l'homme, commence une nouvelle période, à laquelle on a justement donné le nom de déclin ou de retour.

Marquée chez la femme, d'abord par l'irrégularité, et bientôt par la cessation des phénomènes périodiques qui lui sont propres; cette période ne présente pas de signes particuliers ou prononcés chez l'homme. On observe seulement dans l'un et l'autre sexe, un changement graduel dans la prédominance de certains organes, coïncidant avec celui qui s'opère dans les passions et les goûts.

Dans la jeunesse, où l'homme vit principalement sous l'empire des organes de la circulation, les passions ont pour but tout ce qui donne de l'éclat, ou qui témoigne de la force; il faut à la jeunesse du bruit, de la gloire, de la renommée; pour elle, le bonheur consiste plus souvent à occuper les autres de soi, qu'à s'en occuper soi-même : ce qui explique très bien le mépris de la mort, et le peu de soin que les jeunes gens prennent de leur santé, et de leur existence.

Mais peu-à-peu, et jour par jour, la scène change, l'influence des viscères abdominaux l'emporte; les congestions sanguines, les hémorrhagies, les affections de poitrine ne sont plus autant à craindre; les affections rhumatismales, celles des intestins, les maladies du foie, etc., prennent leur place. Et les passions vives et bruyantes disparaissent aussi, pour être remplacées par d'autres plus en rapport avec la nouvelle constitution de l'individu.

Le corps a pris de l'embonpoint, il est devenu lourd; aux passions qui nécessitaient de l'action, du mouvement, de l'activité et des forces physiques, succèdent celles qui reposent sur des combinaisons, des calculs, ou des spéculations. C'est l'heure de l'ambition, de l'intrigue; on vit maintenant d'avantage pour soi; les préoccupations de fortune commencent par rendre plus égoïste, et finissent par fois, par rendre avare. Ce qu'on ne peut plus, d'ailleurs, emporter de vive force, on le demande aux combinaisons préparées de longue main et avec patience dans le silence du cabinet.

Mais la vie sédentaire, la contention d'esprit, exercent leur pernicieuse iufluence sur tous nos organes; le corps déjà lourd, le devient encore davantage; les articulations condamnées à un trop long repos, se roidissent; les muscles perdent de leur énergie; la circulation étant moins active, le sang séjourne dans les organes et les engorge, ce qui produit les varices, les hémorrhoïdes, etc.... Les travaux de tête prolongés, en amenant une trop grande quantité d'influx nerveux vers l'organe cérébral, privent l'estomac d'une partie de ses forces; la digestion se fait mal, les renvois, les aigreurs, les pesanteurs d'estomac, la constipation surviennent. Le chyle qui est le produit de la digestion, et qui sert au renouvellement du sang, étant mal élaboré, les organes ne reçoivent plus que des fluides de mauvaise nature. La secrétion de la bile ne se fait qu'incomplettement, une partie de celle qui devrait être rejetée reste dans la circulation et en accroit les désordres; les organes chargés de la secrétion des urines sont à leur tour visciés dans leurs fonctions, et la gravelle, ou la pierre en sont la conséquence.

En présence de ce menaçant cortège de douleurs et de misères, on conçoit combien il importe de chercher tous les moyens possibles de s'en préserver.

La première règle d'hygiène sur laquelle nous insisterons, c'est celle qui fait de l'exercice une absolue nécessité. La seconde sera celle qui recommande la tempérance et la sobriété.

L'exercice doit avoir lieu chaque jour régulièrement, et en plein air autant que possible; il doit être assez prolongé. Nous avons dit, que dans cette période, le corps devient lourd, et les membres roides; il faut donc faire usage d'une volonté ferme pour ne pas se laisser arrêter par une certaine paresse, qui tend à nous exagérer la moindre fatigue.

L'heure de la journée la plus favorable à l'exercice, est le matin avant le déjeuner, et le soir quelque temps avant ou après le repas.— Nous ne prescrivons pas l'espèce d'exercice, qu'on se souvienne seulement, que celui qui mettra le plus de muscles en mouvement, et qui sans être trop violent, nécessitera l'action composée d'un plus grand nombre d'organes, sera le meilleur.

L'alimentation doit être, de son côté, l'objet de soins spéciaux, *ce n'est pas ce qu'on mange qui nourrit, mais bien ce qu'on digère;* avons nous dit: en sorte que moins actives seront les forces digestives, plus l'alimentation devra se composer de substances légères, ou de facile digestion.

Il est très-rationnel que celui qui se livre à de rudes travaux, à des labeurs qui entraînent une grande déperdition de forces, se nourrisse d'aliments très nutritifs, tels que les grosses viandes, etc.— Chez lui, l'estomac participant de l'énergie dans laquelle sont entretenus les autres organes, saura bien élaborer les solides matériaux qu'on lui fournit. Mais l'homme de cabinet, celui chez qui l'activité de l'esprit, ou de l'imagination, absorbe toutes les autres puissances, devra choisir de préférence, les viandes blanches, les potages à la fécule, au tapioka, au sagou, etc. — Les laitages, les compotes de fruits, enfin tout ce qui ne devra pas nécessiter de la part de son estomac, un travail au-dessus de ses forces.

On suivra les mêmes règles pour les boissons : le vin, la bière, le cidre, etc., en quantité modérée, seront beaucoup plus utiles au travailleur du dehors, à celui qui se donne beaucoup de mouvement et de peine, qu'à l'homme sédentaire ou de cabinet.

Le vin généreux, pris en petite quantité, convient d'ailleurs aux vieillards, et à ceux chez qui les forces vitales ont besoin d'être légèrement excitées.

A mesure que nous avançons en âge, le temps pendant lequel le sommeil nous est nécessaire, devient plus court; nous avons vu les enfants dormir seize à vingt heures sur vingt-quatre. — Les jeunes gens ont besoin de huit à dix heures de sommeil; mais après cinquante ou cinquante-cinq ans, six à sept heures nous suffisent.

Dans l'âge du retour, les femmes et presque tous les individus à la vie sédentaire, sont sujets, par fois, à d'opiniâtres constipations. Et l'embarras occasionné par le séjour des matières excrémentitielles dans le tube intestinal, n'est pas étranger aux pesanteurs de tête, aux migraines, aux mauvaises digestions dont se plaignent les personnes sujettes à cette incommodité. Il est extrêmement nuisible de chercher à combattre la constipation par des purgatifs, ou des *remèdes* contenant des substances médicinales; ces moyens ne peuvent le plus souvent, qu'agraver le mal; d'abord parce qu'ils prédisposent aux inflammations des voies digestives; ensuite, parce que l'activité factice ainsi communiquée aux intestins, est toujours suivie par réaction, d'une inertie encore plus grande. Tandis qu'on réussira plus sûrement et sans danger, par des demi bains de temps en temps, par quelques boissons froides, comme l'eau d'orge, le lait coupé d'eau, l'eau pure même, à la dose d'un grand verre, prises à jeûn, pendant quelques jours de suite; pourvu qu'un ajoute à cela un exercice régulier et assez soutenu.

Nous avons vu souvent, l'usage de pain bis, c'est-à-dire du pain contenant un peu de petit son, guérir des constipations habituelles qui avaient résisté à plusieurs autres moyens rationnels.

Les personnes très-avancées en âge ont d'essentielles précautions de régime à prendre, car il ne s'agit plus de pertes actives à réparer, de matériaux d'accroissement à rassembler, l'alimentation ne doit plus avoir qu'un but, entretenir et soutenir seulement les forces vitales. L'estomac, d'ailleurs, ne possédant plus la même vivacité d'action, exige des ménagements, aussi sera-t-il bon de diminuer insensiblement, la quantité des aliments pris à chaque repas, et d'éviter ceux qui sont trop lourds ou de difficile digestion. On ne saurait établir de règle fixe, soit pour la quantité de nourriture, soit pour le nombre de repas utiles à chacun, les constitutions individuelles nécessitant des modifications faciles à comprendre : on ne perdra pas de vue, toutefois, que chez les personnes très âgées, un excès dans le boire ou le manger, a toujours de plus graves inconvénients qu'à toute autre époque de la vie.

Les congestions cérébrales si redoutables dans les premières années de l'existence, redeviennent menaçantes dans la vieillesse, quoique produites par deux causes opposées ; là par un excès de vitalité dans les organes de la circulation, ici parce qu'au contraire ils manquent d'énergie et s'engourdissent.

Les personnes âgées doivent se tenir chaudement; leurs lits doivent être plus mollets, leurs couvertures et leurs vêtements plus chauds, que ceux des jeunes gens.

Dans la jeunesse enfin, les soins hygièniques doivent tendre à modérer l'excès de chaleur vitale, et dans la vieillesse à alimenter et à conserver cette même chaleur.

Il ne nous reste plus qu'un mot à dire : —

Une verte vieillesse exempte d'infirmités, est une faveur que la providence réserve presqu'exclusivement, à ceux là dont la jeunesse fut exempte de vices et d'excès.

CHAPITRE V.

CONSIDÉRATIONS GÉNÉRALES.

SOLIDARITÉ EN HYGIÈNE.

Nous avons dit, que notre corps est composé d'un nombre considérable d'organes, dont chacun est destiné à remplir une fonction qui lui est propre ; et que la santé est le résultat de l'exercice régulier, de l'accomplissement intégral, de chacune de ces fonctions.

Une division très bien tranchée, peut être établie entre nos organes; les uns paraissant être sous la dépendance plus ou moins complette de notre volonté; tels sont les organes des sens, ceux qui servent à nous mettre en rapport avec les objets extérieurs, et que pour cela, on a nommés organes de la vie de relation.

Les autres paraissant au contraire, agir tout-à-fait indépendamment de cette même volonté, comme les organes de la respiration, de la circulation et de la digestion, qu'on nomme aussi organes de la vie végétative.

Pendant le sommeil, les fonctions des organes de la vie de relation cessent, ou sont suspendues; tandis que celles de la vie végétative semblent s'exercer avec plus de calme et de régularité.

Mais quelque diversité qui puisse exister entre tous et chacun de nos organes, aussi bien qu'entre leurs fonctions, ils n'en sont pas moins unis entr'eux par une telle étroite solidarité, qu'il est impossible qu'un seul soit atteint ou perturbé, sans que tous les autres s'en ressentent.

Cette solidarité qui existe entre nos organes dans l'état de maladie, se retrouve aussi complète dans les soins à prendre pour rétablir ou conserver la santé; en sorte qu'il ne saurait suffire de suivre quelques-uns des préceptes de l'hygiène en négligeant les autres ; pour atteindre le but proposé, il faut les suivre tous.

Quel avantage retirerons-nous, par exemple, de soins très-minutieux donnés à notre alimentation, si nous n'avons en même temps, la précaution de ne pas nous exposer à l'influence d'un air froid étant en transpiration ? Nous aurons bien pu éviter une indigestion, mais nous n'éviterons pas une fluxion de poitrine; ainsi de suite... Or, la perturbation des fonctions de l'estomac par l'indigestion, celle des fonctions de la peau par la brusque suppression de la transpiration, auront immédiatement pour effet le trouble des fonctions de tous les autres organes. — Et dans la fièvre, le délire, la gène de la respiration, la toux, l'enduit, la sécheresse ou la rougeur de la langue, la couleur foncée des urines, etc., qui se montreront à la la suite d'un coup d'air ; il sera impossible de méconnaître le trouble dans lequel se trouveront à la fois, comme nous l'avons dit, les organes de la circulation du sang, de la respiration, de la digestion, des sécrétions, etc., enfin tout l'organisme, conséquence nécessaire de la solidarité qui existe entre toutes les parties qui le composent.

Allons plus loin maintenant, à quoi serviront même toutes les précautions hygiéniques réunies, pour ce qui concerne le corps, si nous négligeons les mêmes soins pour l'âme ?

La vie la mieux réglée matériellement ; ne nous préservera pas des congestions cérébrales, des ruptures de vaisseaux, qui peuvent être produites par un accès de colère, si enclins à cette passion, nous ne savons pas la maîtriser....., etc.

Mais ce n'est pas tout, le solidarité qui lie nos organes entr'eux ne s'arrête pas là ; s'étendant hors de nous, autour de nous et de proche en proche, elle comprend tous les hommes, tous les peuples et l'humanité toute entière.

A quoi nous servira d'avoir notre maison bien proprement tenue, bien aérée, si la maison de notre voisin est un foyer d'infection, dont les miasmes viendront empoisonner l'air qu'aspirent nos croisées ouvertes.

A quoi nous servira la propreté la plus minutieuse sur notre personne, si nous sommes sans cesse exposés au contact d'êtres chez lesquels l'absence des mêmes soins peut engendrer, ou faire éclore, mille affections contagieuses.

Et pourrions-nous croire à la possibilité d'éviter les effets malheureux, résultat des passions non contenues, si autour de nous rien ne vient mettre les autres en garde contre les mêmes passions.

Détrompons-nous; ce n'est pas en vain que la religion nous dit que nous sommes tous frères, enfants du même Dieu, ayant droit à la même part de sa sollicitude; mais aussi sujets tous, aux mêmes misères et aux mêmes souffrances.

Et tant qu'il existera un marais infect, dont les exhalaisons pourront être une cause de maladie ou de mort, pour les pauvres peuples qui sont obligés de vivre dans son voisinage ; les capitales et les palais auront à craindre le choléra et la peste.

Tant que par ignorance ou par misère, il restera un lépreux ou un galeux, il n'est main si bien gantée qui ne soit exposée à se couvrir de gale ou de lèpre.

Dieu l'a voulu ainsi dans sa justice, afin que ceux qu'il a comblés de ses bienfaits, n'oublient jamais qu'ils n'en sont que les dépositaires; qu'ils ne peuvent en jouir avec droit et sécurité, qu'à la condition d'appeler leurs frères à participer aux mêmes dons; et que la seule barrière qui puisse être éfficacement opposée aux misères qui nous épouvantent, c'est la préservation ou la guérison de ces mêmes misères, dans l'humanité toute entière.

Ne nous laissons pas arrêter par l'immensité de la tâche ; elle s'accomplit d'ailleurs peu à peu chaque jour; mais les progrès en seront bien plus rapides, si, guidés par une charité véritablement chrétienne, chacun de nous apporte son concours.

Pour cela, adressons nos conseils à ceux qui possèdant les moyens d'agir, pour soi et pour les autres, ne savent pas cependant en faire usage; et venons en aide directement, à ceux auxquels ces moyens manquent.

FIN.

TABLE.

2.me PARTIE.

www.ingramcontent.com/pod-product-compliance
Ingram Content Group UK Ltd.
Pitfield, Milton Keynes, MK11 3LW, UK
UKHW020332230726
13925UKWH00002B/762

9 782013 694834